LA
SUPÉRIORITÉ
DES MÉDECINS
SUR
LES CHIRURGIENS,

PROUVE'E PAR LES LOIX ET
les Usages de toute l'Europe.

UOIQUE la Faculté de Médecine de Paris fût convaincue que l'Inspection & la supériorité sur la Chirurgie & sur les Chirurgiens, lui appartenoient de droit, & faisoient une partie essentielle des prérogatives de la Profession de Médecin, elle a cru qu'il

A

étoit utile d'autoriser la défense du témoignage des Pays Etrangers.

Dans cette vûe, elle a écrit aux différentes Facultés de Médecine de l'Europe, & même aux principaux Colléges de Médecine, établis dans les Villes où il n'y a pas de Faculté, pour leur demander leurs Régles & leurs Usages sur les points que les Maîtres Chirurgiens de Paris osent aujourd'hui contester.

Les Réponses ont été promptes ; la Faculté en a déja reçu de très-circonstanciées des Facultés & des principales Villes d'Allemagne, de Suisse, des Provinces-Unies & d'Angleterre, & elle a cru devoir les produire sur le champ dans le Procès qu'elle est obligée de soutenir.

Elle attend incessamment de pareilles Réponses d'Italie & de Sicile, d'Espagne & de Portugal, d'Ecosse & d'Irlande, des Royaumes du Nord, & de Pologne ; elle se fera un devoir de les produire avec le même empressement, & avec la même fidélité.

Les Lettres qu'elle publie aujourd'hui se réduisent à établir unanimement les Articles suivans.

I°. Qu'il est par tout défendu aux Chirurgiens de faire la Médecine, & d'ordonner aucun reméde interne.

II°. Que les Chirurgiens ne sont nulle part admis à la Maîtrise, qu'après avoir été examinés par des Médecins députés à cet effet ; ou du moins par des Maîtres Chirurgiens, sous l'assistance, la présidence & l'approbation des Docteurs en Médecine.

III°. Que les Chirurgiens ne peuvent entreprendre aucune Opération importante que sur l'approbation & en la présence de quelque Médecin.

IV°. Que personne n'a le droit d'enseigner publiquement la Chirurgie, tant Théorique que Pratique, excepté les seuls Docteurs & Professeurs en Médecine, établis à cet effet dans chaque Faculté.

V°. Que les Maîtres Chirurgiens sont tenus partout à différens autres devoirs, qui marquent leur subordination envers les Médecins.

On voit par là, que ces Lettres & ces témoignages forment en faveur de la Faculté de Médecine, l'argument le plus fort & le plus concluant ; car enfin, ou il faut maintenir & conserver la supériorité, l'inspection & la prééminence sur la Chirurgie & sur les Chirurgiens, dont les Médecins ont toujours joui jusqu'à présent dans le Royaume, & dont toutes les Facultés de Médecine de l'Europe jouissent constamment, & c'est ce que la Faculté demande ; ou il faut être bien sûr d'avoir, sur chacun des Articles contestés, plus de lumiéres, plus de connoissances, plus d'expérience qu'on n'en a jamais eu jusqu'ici en France, & qu'on n'en a encore dans les Pays Etrangers, avant que de heurter de front des Usages si généralement reçus, & de renverser des Régles éprouvées & autorisées par une pratique si constante, & si universelle, comme la Communauté de S. Côme le prétend.

J. B. T. MARTINENQ, Doyen de la Faculté de Médecine en l'Université de Paris.

La Faculté n'a pu, pour le présent, faire imprimer que les réponses qu'elle a reçues des Facultés de Médecine de

VIENNE, en AUTRICHE.
TUBINGE, dans le WIRTEMBERG.
LEYDE, en HOLLANDE.
BASLE, en SUISSE.
HALL, en SAXE.
IENE, dans le Duché de WEIMAR dans la THURINGE.
GOTTINGEN, dans le Duché de BRUNSWICH.
OXFORT, & CANTBRITGE, en ANGLETERRE.

Depuis l'impression de ces Lettres, la Faculté vient d'en recevoir deux ; l'une de l'Université d'ALTORFF, près NOREMBERG, & l'autre de FRANEKER, dans la FRISE Occidentale. On les rendra publiques par la suite.

De l'Imprimerie de QUILLAU, Imprimeur de la Faculté de Médecine de Paris, rue Galande, à l'Annonciation, 1749.

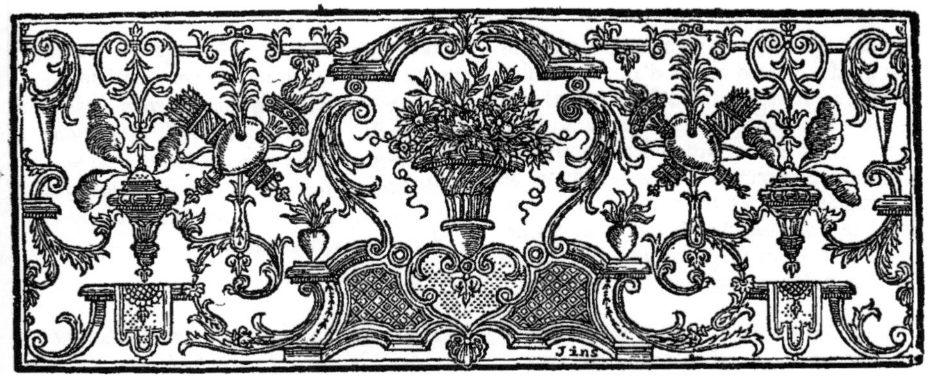

LETTRES

DE DIFFERENTES FACULTÉS DE MEDECINE

DE L'EUROPE,

sur la Police qui s'y observe au sujet des receptions & fonctions des Chirurgiens.

LETTRE DE MESSIEURS LES DOYEN ET DOCTEURS de la Faculté de Médecine de l'Université de VIENNE en Autriche.

QU AM ad Facultatem nostram dedistis epistolam, eam XVIII. Calendas Januarii accepimus.

Decet profectò legitimos Medicæ Artis filios, ut quæ vel civium saluti, vel dignitati Artis minùs profutura, legibus verò adversa intellexerint, viribus unitis, atque consiliis avertere & vindicare satagant.

Nostrâ quàm maximè interest, ut vobis, Viri eruditissimi, qui ea, quæ apud nos in usu sunt, perdiscere cupitis, morem geramus. Quoniam, quam à Piissimorum Fundatorum serenissimæ Domûs Austriacæ, nostram ducimus originem, vestræ Universitatis instituto debemus.

Dolemus Facultatem vestram inclytam, tanto splendore olim fulgentem, nunc verò temerario ausu Chirurgorum eò depressam, & ferè sine facultate jacentem.

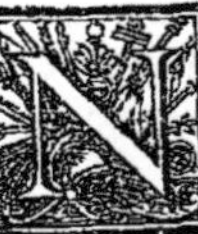

NOUS avons reçû le 14 Décembre la Lettre que vous avez adressée à notre Faculté.

Il est certainement du devoir des vrais Medecins de réunir tout ce qu'ils ont de force & de prudence pour s'opposer à des entreprises contraires aux Loix, nuisibles au bien des Citoiens, & à la dignité de leur Art.

Il est d'autant plus juste, Messieurs, de satisfaire à votre demande, & de vous instruire de nos usages, que, lorsque les illustres Princes de la Maison d'Autriche, fondérent notre Université, ce fut la vôtre qui lui fournit le modéle de ses premiéres Loix.

Nous voions avec douleur que votre célébre Faculté, si brillante autrefois, soit aujourd'hui si déprimée, & presque sur le point de succomber sous les entreprises téméraires des Chirurgiens.

B

Nous sçavons combien les Chirurgiens sont avides de la moisson d'autrui, & surtout ceux qui mal instruits même dans leur art, veulent en imposer aux Sçavans; nous n'ignorons pas leur ardeur à dépouiller les Medecins & à rendre inutile le sçavoir de ces derniers, par les voies les plus artificieuses, à se substituer chez les malades à leurs places, & enfin à secouer audacieusement un joug qu'ils ne portent qu'à regret.

Nous eussions peut-être il y a long-temps éprouvé un sort pareil au vôtre, mais le respect qu'on a chez nous pour l'autorité des loix ne laisse aucun lieu à l'indulgence, ou à la faveur.

Notre Faculté autorisée, par des Privileges émanés de la bonté de nos Souverains & de très Grands Empereurs, a fait des Statuts & des Loix propres à contenir les Chirurgiens dans leurs devoirs.

Lorsque quelques-uns d'entr'eux ont commis un délit contre l'Art, nous avons été jusqu'à ce jour dans un usage constant de leur faire une reprimande, ou selon le cas de leur imposer une amende, & lorsqu'ils sont réfractaires, de les punir sévérement, & de les envoyer dans les prisons de notre Université. C'est pour cette raison que nos Chirurgiens ont constamment reconnu l'autorité de notre Faculté, & qu'ils ont été soumis à ses loix; aussi c'est sans peine qu'ils s'avouent ministres de la Medecine.

Nous vous envoyons ce que nous avons cru trouver de plus favorable & de plus propre à vous servir dans la cause présente, le tout extrait de nos Privileges, de nos Statuts, & du serment en vertu duquel les Chirurgiens s'obligent envers notre Faculté. Nous en avons tiré fidelement les Articles suivans. Mais comme le Privilege de la Faculté & le Serment des Chirurgiens sont écrits en Allemand, nous les avons transcrits en Latin, ayant eu grande attention d'en conserver exactement le sens; & pour que le tout merite pleine foi, nous vous l'envoyons collationné par le Syndic & Notaire de l'Université, garanti de son seing, & muni du sceau de sa Charge.

Non ignoramus, ut Chirurgorum cohors cupida est alienæ messis, eorum cumprimis, qui suam, quam profitentur artem nedum benè edocti, doctis imponunt, ut fortunis Medicorum insidiantur, ut bonas artes malis eludunt, Medicos è sedibus suis dejiciunt, jugum denique, quod ultrò ferre recusant, audacter excutere conantur.

Fors idem nobis fatum jamdudùm subeundum fuisset, sed plus apud nos valet legum observantia, quàm indulgentia.

Nam optimorum Principum, atque summorum Imperatorum privilegiis firmata Facultas nostra, eas in Chirurgos leges statuit, quibus in officio contineri possint.

Nobis hucusque in more fuit, ut si quid in artem deliquerunt Chirurgi, vel monitis, vel mulctis eos afficere, in refractarios verò Academicis carceribus severè animadvertere. Hinc est, quòd Facultatis nostræ auctoritatem constanter agnoverint, ejúsque legibus obtemperaverint: quid? quòd se artis ministros non ægrè fateantur. En, quæ in usus vestros servire possunt, ex Privilegiis, Statutis nostris, & Jurejurando: quo examinati Chirurgi se Facultati obstringunt: sequentes articulos fideliter extraximus; Privilegium uti & Chirurgis consueta jurandi formula cum idiomate Germanico descripta sint, in Latinum transtulimus, ita tamen, ut sensum assequuti simus. Quæ omnia ut publicam fidem promererentur, ab Universitatis Syndico & Notario, cum suis autographis collata, & officii sigillo munita adnectimus. Hæc æqui bonique consulite & valete.

Viennæ Austriæ XIV. *Calendas Januarii* MDCCXLIX.

FRANCISCUS ANTONIUS VOLG, P. I. Inclytæ Facultatis Medicæ Decanus.

EXTRACTUS PRIVILEGII
ab Auguſtiſſimo Imperatore CAROLO VI. Facultati Medicæ Viennenſi clementiſſimè conceſſi articulo III.

NUllus vigore ordinis Chirurgorum à Nobis confirmati articulo XX. tum Vienna, tum per totam Auſtriam infrà aut ſupra Onaſum in Magiſtrum promoveatur & admittatur, priuſquàm Facultati Medicorum à ſenioribus Magiſtris præſentatus ſit, & in examine ut Magiſter ſubſtiterit; & quantùm ad illos, qui à Nobis aliquandò Aulicum Privilegium impetrare cupiunt, eàpropter ſupremo Aulæ Judici noſtro vel Mareſchallo expreſſo decreto in mandatis dedimus, quòd ſi, poſthæc Chirurgus quipiam impetrando ſimili Privilegio inhæreret in dandâ ſuâ ad Nos relatione atque judicio hujus memor eſſe debeat, ut ſupplicans artis ſuæ, atque peritiæ, num ſcilicet in eâ benè exercitatus & habilis, ac per Facultatem Medicam Viennenſem priùs in ordine examinatus fuerit, ea ſuper authenticum teſtimonium ferat. Sed non minùs ſinguli Chirurgorum, Oculiſtarum, Lithotomorum, &c. ad normam Pharmacopæorum articulo XXIV. tenentur, artem ſolummodò, quam didicerunt, & quâ ſuper à Facultate examinati ſunt, exercere; nec enemata, laxantia, purgantia, nec alia hujus ſortis remedia, decoɕa lignorum, potiones propinent, minùs etiam internos morbos curare præſumant, verùm ſolis externis remediis Chirurgicis utantur. Præcipuè verò ab antimonialibus, mercurialibus & hujus generis validioribus medicamentis penitùs abſtineant. Cùm etiam approbati & jure civium gaudentes Chirurgi quoad artem, Medicorum Facultati ſubjecɕi ſint; hinc quivis Magiſtrorum, nonniſi exceptâ prægnanti cauſâ; in feſto SS. CORPORIS CHRISTI, ſub mulcɕa in Chirurgorum inſtituto articulo XXV. decreta, Decanum ad Sacrum & Divinum Officium comitari teneatur.

Doyen à la Meſſe & à l'Office Divin, des Statuts des Chirurgiens.

EXTRAIT DU PRIVILEGE
accordé à la Faculté de Medecine de Vienne par le très - Auguſte Empereur Charles VI. à l'Article III.

PErſonne, conformément aux Statuts des Chirurgiens, par Nous confirmés Article XX. ne ſera admis à la Maîtriſe de Chirurgie, ſoit à Vienne, ſoit dans toute la Haute & Baſſe Autriche; ſans avoir été auparavant preſenté par les plus anciens Maîtres à la Faculté de Medecine, & qu'il n'y ait ſubi l'Examen de Maîtriſe.

A ces cauſes, à l'égard de ceux qui voudront obtenir de Nous un Privilege Aulique, Nous avons expreſſement ordonné à notre grand Juge du Palais, où Grand Maréchal, par un Decret formel, que lorſque quelque Chirurgien ſe preſentera pour obtenir un de ces Privileges, il ait attention dans l'avis, & le rapport qu'il nous fera de ſon experience & habileté dans l'art de Chirurgie, de faire mention de ſon examen par la Faculté de Medecine de Vienne lors de ſa reception, duquel l'Aſpirant ſera tenu de rapporter un témoignage autentique.

De plus, tous Chirurgiens Oculiſtes, Lithotomiſtes, &c. ſont tenus à l'inſtar des Apoticaires par l'Article XXIV. de n'exercer que l'art qu'ils auront appris, & ſur lequel ils auront été examinés par la Faculté de Medecine.

Ne pourront ordonner clyſteres, remedes laxatifs, purgatifs, ni autres de cette eſpece, décoɕion des bois, potions; encore moins s'immiſceront-ils de traiter des maladies internes; ils pourront ſeulement employer les remedes topiques ou chirurgicaux; mais ſurtout il leur ſera abſolument interdit d'uſer des remedes tirés de l'antimoine, du mercure, & autres de cette force.

Car quoique les Chirurgiens approuvés jouiſſent des droits de bourgeoiſie, cependant, quant à l'exercice de l'art, ils ſont ſubordonnés à la Faculté de Medecine. C'eſt pourquoi chacun des Maîtres (à moins d'une raiſon indiſpenſable) ſera tenu le jour de la Fête-Dieu d'accompagner le ſous peine de l'amende portée à l'Article XXV.

SERMENT
de ceux qui veulent prendre le Bonnet & se faire recevoir Docteurs en Chirurgie.

Le Récipiendaire jurera, 1°. d'observer exactement les Statuts de la Faculté, & ceux qu'elle jugera à propos de faire, de même que tout ce qui peut aller au bien de la Faculté & du College des Chirurgiens, & de renoncer personnellement à la barberie.

2°. De porter respect & obéissance au Doyen, de porter honneur à chaque membre de la Faculté, d'avoir toujours en vûe la gloire de Dieu, l'avantage de la Faculté de Medecine, & celui du College des Chirurgiens.

3°. Qu'excepté les cas où il aura été appellé fortuitement, il n'entreprendra aucun malade commis au soin d'un autre Docteur, ou Maître du College de Chirurgie, que ledit Docteur, ou Maître n'ait été satisfait pour son travail.

4°. Qu'il comparoîtra devant le Doyen & la Faculté, lorsqu'il sera cité par rapport à la pratique de la Chirurgie, & qu'il se soumettra au jugement porté par le Doyen & par la Faculté de Medecine.

5°. Qu'il ne revelera point les infirmités cachées de ses malades.

6°. Que hors les potions vulneraires, il ne prescrira aucun remede interne, surtout des remedes chymiques, & purgatifs. Item. Stat. de la Facult. du Doctorat. Chir. §. V.

L'Examen fini, le Recipiendaire ayant prêté le serment lû par le Bedeau, à portes ouvertes selon la formule ordinaire, est reçû Docteur, & on lui en donne les marques, le Bonnet, l'Anneau & le Baiser de paix. On observera qu'on ne met pas le Bonnet sur la tête du nouveau-promû, mais simplement entre ses mains, afin qu'il y ait une distinction entre ce grade & celui du Baccalaureat en Medecine ; on ne lui donne pas la robe, & on ne lui presente point le livre, attendu qu'il ne peut être permis *à ces Docteurs* d'enseigner dans les Univertités.

SERMENT
des Chirurgiens.

Le Chirurgien jurera, 1°. de porter honneur & respect au Doyen & aux Docteurs en Medecine de la Faculté de Medecine de Vienne ; & s'il est cité par le Doyen & la

JURAMENTUM
Doctorandorum in Chirurgiâ.

Jurabit 1°. quòd statuta Facultatis, & per eamdem statuenda, tàm quæ in bonum inclytæ Facultatis, quàm Collegii Chirurgici vergunt, constanter observare velit, ac etiam barbitonsoratum pro suâ personâ deponere.

2°. Quòd Decano debitam reverentiam & obedientiam, cæterísque singulis Collegis honorem exhibere, atque ad honorem DEI, & bonum Facultatis Medicæ Collegiique Chirurgici consulere velit.

3°. Quòd præter fortuitam vocationem in alterius Doctoris vel Magistri Chirurgiæ Collegiati curam se intromittere nolit, nisi priori curanti pro suis laboribus priùs debito modo factum sit satis.

4°. Quòd citatus ratione praxeos Chirurgicæ, coram Decano & Facultate Medicâ comparere velit, & quòd à Domino Decano & inclytâ Facultate Medicâ judicium admittere velit.

5°. Quòd infirmitates occultas revelare nolit.

6°. Quòd præter vulnerarias potiones nil intrò dare velit, maximè chymica, cathartica & purgantia medicamenta. Item ex Statutis Facultatis de Doctorandis Chirurgiæ §. v.

Finito examine, & præstito juramento per Pedellum prælecto, portis apertis formulâ usitatâ, Doctorandus in Chirurgia Doctorem creatur, accipitque insignia Pileum, Annulum & Osculum pacis, ubi notandum, quòd neo-promoto Pileus non imponatur, sed tantùm ad manus detur, ut sit distinctio inter gradum hunc & Baccalaureatum Medicinæ, Pallium verò & Liber planè omittuntur, cùm legere ipsis publicis in Universitatibus competere non possit.

JURAMENTUM
Chirurgorum.

Jurabit 1°. quòd Decano & Doctoribus Facultatis Medicæ Viennensis reverentiam monstrare, & si Artis Chirurgicæ causâ à Decano & Facultate vocaretur, se sistere

ecenter responderè, justitiam & pronunciatam desuper sententiam agnoscere, & se submittere velit.

2°. Quòd solùm artem suam, quam addidicit, & quâ super à Facultate examinatus & approbatus fuit, exercere, interiorum morborum curationem non suscipere ut præsumere, nec præparatum antimonium, turbith minerale, vel lignorum decoƐta exhibere, nec alia quæcunvis medicamenta, exceptis illis concessis decoƐtis vulnerariis, sine scitu & approbatione Medici DoƐtoris propinare nolit.

3°. Quòd in festo solenni SS. Corporis Christi Dominum Decanum è domo suâ ad Universitatem, & ab hâc ad Metropolitanam S. Stephani comitari, Officio Divino ibidem, ut & Processioni interesse, ita etiam in festo SS. Cosmæ & Damiani Dominum Decanum comitari, sacro Cantato interesse, & Offertorium deponere velit.

Collationatum, & præsentes copias, exhibitis mihi originalibus suis in omnibus extraƐtivè conformes esse, hisce attestor. Vienna 26. Janu. 1749.

JOSEPHUS-GREGORIUS GERVEY, U. I. DF. Univers. Vien. Syndicus & Notarius.

Faculté pour faits concernant la Chirurgie, il promet de se presenter & de repondre décemment, de reconnoître la Jurisdiction de la Faculté, & de se soumettre au jugement prononcé.

2°. Qu'il exercera uniquement l'art qu'il a appris, & sur lequel il a été examiné & reçû par la Faculté de Medecine, qu'il ne s'immiscera pas au traitement des maladies internes, & ne s'ingerera point de donner l'antimoine, le turbith mineral, ou la decoction des bois, à l'insçu ni sans l'approbation d'un Docteur en Medecine; & qu'il n'ordonnera aucune espece de medicament, excepté les potions vulneraires qui leur sont permises.

3°. Que le jour de la fête du Saint Sacrement il accompagnera M. le Doyen depuis sa maison jusqu'à l'Université, & de là jusqu'à l'Eglise Metropolitaine de Saint Etienne, & y assistera à l'Office Divin & à la Procession; qu'il accompagnera de la même manière le Doyen le jour de S. Côme & S. Damien, assistera à la Messe, & ira à l'Offrande.

Collationné, & je declare les presentes copies exactement conformes aux Originaux, lesquels m'ont été presentés.

A Vienne le 26. Janvier 1749.

JOSEPH-GREGOIRE GERVEY, Syndic & Notaire de l'Université.

LETTRE DE MESSIEURS LES DOYEN ET DOCTEURS de la Faculté de Medecine de l'Université de TUBINGE dans le Virtemberg.

SPECTATISSIMI ATQUE ILLUSTRISSIMI VIRI,

*A*RTIUM *atque Scientiarum si qua sors est iniqua; Medicina profectò subindè est deploratissima. Longitudinem Artis nostra, quam dudùm ingemuit* HIPPOCRATES Coüs, *alii brevibus nimiùm emetiuntur passibus; difficultatem verò alii vel planè non intelligunt, vel summis vix attingunt digitis, nodique parùm interesse reputant, quomodò solvantur, modò solvantur. Sic experimenta faciunt per mortes, tantòque infeliciùs, quòd ne sinistro quidem eventu, atque alieno sapere discant periculo,*

MESSIEURS,

S'Il fut jamais un sort malheureux pour les Sciences & pour les Arts, on peut dire avec vérité que celui de la Medecine est déplorable. Les uns évaluent à un bien court espace de tems, cette longueur infinie de notre art qui faisoit gémir autrefois le Grand HIPOCRATE; d'autres ou n'entendent aucunement les difficultés qui s'y rencontrent, ou s'ils les sentent, ne cherchent pas à les approfondir, & croyent toute solution bonne, pourvu qu'on en donne une. Les uns & les autres font autant de meurtres que d'expériences, & ce qu'il y a de plus funeste, c'est que loin d'être instruits par la multitude des évenemens sinistres qui leur arrivent, ils n'apprennent pas à devenir plus sages au péril d'autrui, dénués qu'ils sont des solides principes de la Philosophie & de la Médecine.

Nous ne revenons point de notre étonnement, lorsque nous considérons la témérité & l'arrogance de ces hommes hardis, qui croyent qu'il est libre à chacun, & même honorable de s'emparer du Domaine des autres, de souiller avec des mains impures le Sanctuaire de la Médecine, d'aspirer à des choses qui sont beaucoup au-dessus de leur portée & de se jouer à l'aise du corps humain: comme si la Médecine étoit un bien abandonné qui appartint au premier occupant.

Mais c'est trop répéter des plaintes rebattues cent fois par tous les Medecins, & spécialement par MINDERERUS dans sa THRENODIA MEDICA. Nous ne pouvons cependant nous dispenser de déplorer amèrement la triste destinée de la Médecine en France, où nous voyons avec une sorte de compassion mêlée d'horreur, la dissenrion fatale du corps avec les membres, qui décemment devroient y être unis par les liens les plus étroits & l'amitié la plus indissoluble.

Nous ne prétendons certainement pas vous apprendre, Messieurs, quel ordre a été dans tous les âges, chez tous les peuples, & dans toutes les contrées habitables de la terre; ni quel a été l'Etat respectif des Chirurgiens & des Apoticaires envers les Medecins. Mais vous désirez sçavoir de nous-mêmes quelle espéce de subordination est établie aujourd'hui entre eux & nous; dans notre pays & dans tous les Etats de Wirtemberg, & spécialement quelle est celle des Chirurgiens.

C'est pourquoi nous allons promptement satisfaire & avec sincérité aux diverses questions que vous nous avez proposées; & nous ne puiserons pas les principes de nos réponses seulement dans l'usage constant, & les traditions les plus anciennes, mais dans la source même des Loix les plus expresses, & dans les Ordonnances des Sereniffimes Princes de Wirtemberg confirmées de Regne en Regne.

A VOTRE PREMIERE QUESTION donc sçavoir, si, & de quelle manière le corps

---

principiis Philosophiæ ac Medicinæ dogmaticæ solidioribus destituti.

Sæpè mirati sumus hominum vel temeritatem, vel arrogantiam, qui in alienam involare provinciam, illotis manibus sacra Medicinæ contaminare, rebus, quæ supra ipsorum crepidam sunt, inhiare ac de humano ludere corio liberum, quin pulchrum opinantur. Quasi verò Medicina sit instar rei pro derelictâ habita, quæ cedat occupanti!

Sed nolumus crambem hanc, quam tot Medici, maximè MINDERERUS *in* THRENODIA MEDICA *jamjam ad nauseam usque apposuerunt, recoquere; non possumus tamen, quin acerbè sinistra, quæ depinxistis, Medicina apud vos fata doleamus, ac fatalem membrorum cum suo corpore pugnam horreamus, quæ quidem arctiore ac amico nexu cohærere decebat ac conspirare.*

In quânam relatione ad Medicos per varias ætates atque terras olim se habuerint Chirurgi atque Pharmacopœi, non est sanè, quòd vos edoceamus, Viri eruditissimi. Quæ verò sit horum subordinatio, & Chirurgorum maximè, in nostrâ Patriâ atque in ditionibus Wirtembergicis per nos fieri certiores voluistis.

Quare eis, quas proposuistis, quæstionibus distinctè jam potiùs satisfaciemus atque sincerè, non ex inveteratâ solùm observantiâ; sed, expressis etiam legibus, atque sanctionibus Sereniffimorum Wirtembergiæ Principum regnantium fundamenta haurientes.

AD QUÆSTIONEM *ergo* PRIMAM: *An, & quòmodò Facultatis nostræ Medica au-*

ctoritati subjaceat Chirurgorum societas ? Respondemus, in ordinatione typis impressâ, quæ totum respicit Forum Medicum, Tit. 1. §. 7. Chirurgos & Medicorum subordinatos vocari, & Tit. 6. §. 4. serio moneri, ut Medicos tanquam præpositos reverenter habeant. Quæ plures sint hujus subordonationis species, è subsequentibus dispatescet.

AD SECUNDAM QUÆSTIONEM : An tentaminibus, pro capessendo Chirurgiæ Magisterio, Medici præsint, & de explorata candidatorum doctrina pronuntient ? ℞. Iterùm, quod juxta dilucida laudatarum Ordinationum præcepta (quorum titulos paragraphosque porro allegare supersedemus) : in cunctis examinibus Chirurgiæ candidatorum Medici præsideant, totum actum dirigant, & una cum Assessoribus Chirurgis, in arte versatissimis, de Candidati dignitate ac profectibus judicium ferant, idque vel in ædibus Collegii Medici publicis vel privatis : neque ulli Chirurgorum liceat praxim exercere Chirurgicam, nisi vel à nostra Facultate Medica, vel à Collegio Archiatrorum Stutgardiensi prius fuerit examinatus, & tirocinii triennium, peregrinationis verò sexennium ex præscripto se absolvisse docuerit per testimonia fide digna. Quamvis verò & hæ leges aliquantum videantur in bello silere & vulgares Chirurgi castrenses aliquando privativé ac à solo Chirurgo, legionis primario, subjiciantur examini. Tamen si tales examinati Chirurgi deinceps, relictis castris, operam civibus navare voluerint, tenentur Collegii Chirurgico-Medici, tanquam authentico se subjicere examini, & prius quod sustinuerunt tentamen, pro nullo & insufficienti expressis declaratur verbis.

AD TERTIAM QUÆSTIONEM: An Medicorum consiliis, monitis, jussisque in praxi Medica, morigeros se præbeant Chirurgi nostrates, hisque parere, legum vi teneantur ?

des Chirurgiens est soumis à l'autorité de notre Faculté de Médecine. NOUS répondons que dans le Reglement imprimé qui concerne la législation de la Médecine Tit. 1. §. 7. *Les Chirurgiens sont* appellés aussi *les subordonnés des Médecins,* & Tit. 6. §. 4. *ils sont avertis sérieusement de porter révérence aux Médecins comme à leurs Supérieurs.*

On verra par ce qui suit en quoi consistent, & quelles sont les différentes especes de cette subordination.

A LA SECONDE QUESTION, si les Médecins présidédent aux examens qui se font pour parvenir à la maîtrise de Chirurgie, & l'examen fait, s'ils portent leur jugement, & prononcent sur la Doctrine de l'Aspirant. NOUS répondons que suivant les réglemens de la susdite Ordonnance dont nous omettons présentement de citer les Titres & les Paragraphes, il est clairement ordonné que dans tous les examens des Aspirans à la maîtrise de Chirurgie les Medecins y présideront, dirigeront l'acte, & conjointement avec des Chirurgiens très expérimentés qui lui serviront d'Assesseurs, ils porteront leur jugement sur le mérite & le dégré de capacité de l'Aspirant, soit dans la maison publique du College des Médecins, soit dans leur maison particuliere. Et il ne sera permis à aucun Chirurgien d'exercer la pratique de Chirurgie, s'il n'a été auparavant examiné ou par notre Collége ou le Collége des Médecins (de la Cour) de Stutgard ; & qu'il n'ait prouvé par bons certificats trois ans d'apprentissage, & par des attestations dignes de foi d'avoir voyagé six ans comme il leur est enjoint par les Loix de l'Etat.

Mais quoique ces Loix en tems de guerre paroissent être dans une sorte d'oubli, & quoique les Chirurgiens ordinaires des armées (ce sont les Aides & Sous-Aides Majors) ne soient quelquefois examinés qu'en particulier, & par le seul Chirurgien Major du Régiment ; cependant, si au retour de l'armée, ces Chirurgiens ainsi examinés, veulent s'établir dans les Villes, il est déclaré en termes précis qu'ils seront obligés de se faire examiner une seconde fois, & subir l'examen du Collége Chirurgico-Medical dont l'examen est réputé comme le seul autentique ; & le premier examen qu'ils ont fait, sera réputé insuffisant, nul & comme non avenu.

A LA TROISIEME QUESTION sçavoir, si nos Chirurgiens sont tenus & obligés par l'autorité des Loix, d'écouter les avis des Medecins, de suivre leurs conseils & d'obéir

-ponctuellement à leurs Ordonnances.

Nous répondons que les Chirurgiens sont absolument tenus & obligés par l'autorité des Loix, d'obéir aux Medecins, lorsque ceux-ci conseillent à leurs Malades de se faire donner des lavemens, de se faire appliquer des sangsües ou des ventouses, des vésicatoires; de se faire saigner, ou de se faire faire des injections dans la bouche, dans l'uretre ou dans les parties naturelles, & toutes les autres opérations que les Chirurgiens ont coutume d'exécuter, & que les Médecins sont dans l'usage constant de prescrire. Il faut convenir que généralement parlant, nous Medecins du Wirtemberg, n'avons pas à nous plaindre de la mauvaise humeur de la part de nos Chirurgiens, ni de tergiversation pour executer fidelement ces sortes d'Ordonnances. Non qu'il manque cependant parmi nous de Chirurgiens bien instruits en Anatomie, mais encore très-versés, & dans la Théorie & dans la pratique de la Chirurgie, au point que l'ancien de notre Faculté M. MAUCHARD n'a fait aucune difficulté ces jours-ci de consacrer une de nos disputes académiques (Theses) à l'exposition d'un cas de hernie très-singulier, & à l'éloge du Chirurgien qui a pansé le malade. Il y avoit étranglement, l'intestin étoit gangrené, & il s'en est séparé transversalement une portion du canal entiere qui est tombée par suppuration & avec un succès si heureux que, la grande dextérité du Chirurgien secondant les bonnes dispositions de la nature, les deux extrémités ont été rapprochées, se sont parfaitement resoudées l'une à l'autre, les matieres fécales excrementitielles ont repris leur cours naturel tout le long du canal, & la cure s'est terminée par une bonne & solide cicatrice.

Au surplus il est séverement défendu par nos Loix à tous Chirurgiens quels qu'ils soient sous des peines très-rigoureuses même afflictives de (punition corporelle) de s'immiscer dans l'exercice de la Médecine : & s'ils sont convaincus d'avoir donné une purgation ou une prise d'émetique, ils payent leur prévarication d'une amende de quinze JOACHIMS ou de trente FLORINS.

Bien plus dans le traitement des maux vénériens, les mêmes Loix leur défendent très expressément de donner les décoctions ou tisannes sudorifiques, ni de procurer la salivation par le mercure sans une consultation & une ordonnance expresse, ni de suivre ces maladies sans le concours actuel d'un Medecin.

A LA QUATRIEME QUESTION, sçavoir

R. On nino, vi legum teneri Chirurgos, ut morem gerant Medicis, quando hi suis agrotis suadent vel clysma applicandum, vel affigendas hirudines, vel admovendas cucurbitulas, vel secandam venam, vel imponenda emplastra vesicatoria, vel injectiones faciendas in os, urethram, uteri vaginam & quæ sunt alia, ab Chirurgis præstari, à Medicis verò præcipi solita. Neque habemus, nos quidem in Patria Medici in universum, quod conqueramur de morositate aut tergiversatione Chirurgorum, in exequendis fideliter ejusmodi jussibus, quamvis non desint nobis inter Chirurgos viri in antomiæ atque Chirurgiæ studio praxique laudabiliter exercitati, ut hinc senior nostræ Facultatis, D. MAUCHART, haud itá pridem singularem casum de hernia incarcerata, sphacelato intestino, hujusque integro & prælongo frusto transversim abscedente sive separato toto, ejusque extremis se iterum denique recipientibus, sicque obtingente singulari non minus Chirurgi dexteritate, quàm naturæ beneficio, felicissima consolidatione ac curatione obtenta repetentibus nimirum fæcibus alvi naturalem sui exitus locum, themati disputationis Academicæ laudibusque ejus Chirurgi destinare haud dubitaverit.

Cæterum à praxi Medica omnes quotquot Chirurgi, sub gravi mulcta, immò & pæna corporis afflictiva per leges arcentur, & vel purgantis, vel emetici dosim mulcta quindecim Joachimicorum, sive triginta florenorum luunt.

Imò quoad tractationem Venereorum morborum, nequidem decocta sudorifera, aut salivationem mercurialem absque consilio, præcepto atque concursu Medici propinare ac instituere, renuentibus scilicet expressis legibus audent.

AD QUÆSTIONEM QUARTAM. An gravi

vi cuidam operationi Chirurgicæ, Medicis inconsultis, manum admovere fas sit?

RESPONSUM. Nec inquilino neque extraneo licet ullam graviorem suscipere operationem Chirurgo, absque præscitu atque consensu imò & præsentia Medici. Quid, quòd & minoris momenti læsiones, vulnera, &c maximè quæ in objectum Medicinæ forensis possent invalescere, soli, absque Medicis atque senioribus & in fidem publicam juratis aliis Chirurgis tractare, nullique feminæ, seu virgini præsumptæ, seu uxoratæ, quæ vel levissimam procurandi abortus suspicionem incutiat, ne venam quidem in pede permittantur secare absque consensu Medici. Quæ seria non minus ac salutaria præcepta, ut ne ignorantia unquam pretexant excusationem cuncta disertis inseruntur verbis in singulis cujusve Chirurgi literis magistralibus.

AD QUÆSTIONEM QUINTAM. An artis suæ partem theoreticam, quod Medicæ tantùm Facultatis munus est, penes Chirurgos sit, publicè edocere?

Respondemus, quod uti mos in aliis Germaniæ Universitatibus, sic etiam in nostrate obtineat, ut inter Medicinæ Professores aliquis in Chirurgiæ studio haud mediocriter versatus, Chirurgiam theoreticam non minus ac practicam in lectionibus & privatis & publicis tradat Medicinæ studiosis, Chirurgis atque obstetricibus, ut hinc nostri Chirurgi de obeundo tali munere ne quidem somnient.

Si verò medicus, Chirurgiæ Professor vel nolit, vel nequeat operationes atque fasciationes Chirurgicas ipsa manu sua præire, novimus alibi etiam in Germania Chirurgo hanc spartam tradi abs Medico, postquam is ipse discursu præmisit præcognita theoretica.

AD SEXTAM QUÆSTIONEM. An victus regimen internaque medicamina præscribere, sicque Medicinam ipsam una cum Chirurgia profiteri ipsis pro lubitu concessum sit?

Regerimus ea partim, quæ superiori paragrapho ad quæstionem tertiam prælibavimus.

s'il est permis aux Chirurgiens d'entreprendre aucune opération de quelque importance sans le conseil d'un Medecin?

R. Il n'est pas permis à aucun Chirurgien ni du pays, ni étranger d'entreprendre aucune opération de quelque importance sans avoir consulté un Medecin, & que de son consentement, & qui plus est qu'en sa présence. Ils n'oseroient même traiter seuls, sans Medecins, & sans appeller des Chirurgiens Jurés & anciens les plus legeres blessûrés, ni les playes qui peuvent avoir la moindre apparence d'être ou de pouvoir être portées en justice reglée. Et il ne leur est pas même permis sans le consentement d'un Medecin, de faire à aucune personne du sexe soit disant, fille ou femme une saignée au pié lorsqu'il peut y avoir la moindre suspicion de grossesse. Et afin qu'ils n'en prétendent point cause d'ignorance sous aucun prétexte, on a eu soin d'exprimer disertement ces Loix & ces obligations non moins sérieuses que salutaires dans leurs Lettres de maîtrise.

A LA CINQUIEME QUESTION, sçavoir si les Chirurgiens ont droit d'enseigner publiquement la partie théorique de leur art qui appartient naturellement au Medecin?

Nous répondons, qu'à l'instar de toutes les autres Universités d'Allemagne, un des Professeurs de la Nôtre, versé plus particulierement dans l'étude de la Chirurgie, enseigne la Théorie & la pratique de cet Art, tant par des leçons publiques, que par des leçons particulieres aux Etudians en Médecine, aux Chirurgiens & aux Sages-Femmes, de maniere que nos Chirurgiens n'ont jamais imaginé, ni seulement rêvé de s'immiscer d'un pareil emploi.

Mais si le Medecin Professeur en Chirurgie ne veut ou ne peut faire de sa propre main les opérations ou les bandages de Chirurgie, nous sçavons quelques endroits de l'Allemagne où le Medecin ne s'en charge point, & où cette fonction est abandonnée au Chirurgien, lorsque le Medecin a expliqué par un discours toute la Théorie.

A LA SIXIEME QUESTION, sçavoir s'il leur est permis de s'ingerer de prescrire le régime de vie, & des remedes internes, en un mot d'exercer à leur gré la Medecine conjointement avec la Chirurgie?

Nous répeterons en partie ce que nous avons répondu à la troisieme question, &

outre cela nous répondons précisément que dans de legers maux externes pour lesquels communément on n'appelle pas le Medecin, on n'empêche point les Chirurgiens de prescrire à leurs malades le régime de vie & quelques legers remedes internes, comme quelques potions vulnéraires & quelques tisannes pour boisson ordinaire; D'ailleurs dans toutes les maladies de quelque nature qu'elles soient, la pratique de la Medecine leur est interdite toujours & partout sans aucune exception.

Nous avons cependant parmi nous des Chirurgiens qui se sont fait recevoir Medecins, mais qui après avoir fait long-tems une étude férieuse de la Medecine, ont fait preuve de leurs progrès & de leur capacité en présence de notre Faculté, & n'ont acquis le grade de Medecin qu'après avoir soutenu Thèse publiquement. Ceux-là ont pleine & entiere liberté de joindre à la pratique de la Medecine celle de la Chirurgie, mais de la belle & grande Chirurgie telle qu'il convient à un Medecin & comme l'exerce & enseigne M. MAUCHARD, Premier Professeur de notre Faculté & premier Medecin de notre Duc.

Nous croyons avoir satisfait à vos justes demandes, Messieurs, par notre réponse pesée dans la balance de la vérité, des Loix & de l'usage, & comme telle nous y avons apposé le Sceau de notre Faculté.

Au reste nous faisons au Ciel des vœux très-ardens pour qu'il daigne prendre sous sa sainte protection, tant votre Illustre Université, que votre florissante Faculté & vous rendre la paix, afin que la Medecine & la Chirurgie qui possedent de part & d'autre en France de très-grands hommes soient unis par les liens d'une tendre amitié, & par des nœuds indissolubles. Nous réiterons nos vœux pour votre prospérité, nous vous supplions de tenir pour certain que nous n'avons rien de plus à cœur ni qui nous soit plus cher & plus précieux que l'honneur de votre estime & de votre amitié. A Tubinge, le 7 Janvier 1749.

Le Doyen, les Docteurs, & les Professeurs ordinaires de la Faculté de Medecine de Tubinge.

partim distinctè porrò respondemus, in levioribus malis externis, quibus non adhibentur facilè Medici, Chirurgos non prohiberi victûs regimen suis præcipere ægris, & pauca quædam præscribere interna medicamenta, exempli gratiâ decocta vulneraria, decocta pro potu. Aliàs verò in omnibus quibuscunque morbis praxim facere medicam semper & ubique vetantur.

Habemus verò & in patria è Chirurgis factos Medicos, sed qui studium Medicinæ diligenter arripuerunt, suosque profectus in examinibus Facultati nostræ probaverunt, & gradum Medicinæ habita disputatione publica sunt assecuti. His licet omnino praxi Medicæ Chirurgicam adjungere, sed nobilioris, Medicum decentis, Chirurgiæ, qualem & primarius Facultatis nostræ Professor & Archiater Ducalis D. MAUCHART jamdudum non exercet minus, ac docet.

Itaque justæ petitioni vestræ morem gessimus, Fautores venerandi, omniaque ad laudem veritatis, legum & observantiæ sedulo exegimus, atque in majorem fidem sigillo Facultatis nostræ munivimus.

Quod reliquum est, Deum præcamur ardentissimè, velit inclytam Universitatem vestram, florentissimumque Collegium Medicum clementissimè porro tueri, & æquam vobis pacem restituere, ut Medicina, & Chirurgia, quas utrinque in Galliis, & celebratissima maximè vestra Metropoli ornant tot tantique eximii viri, amicas sibi manus præbeant & indissolubili placidoque coeant vinculo! Valete, iterumque, valete, viri amplissimi doctissimique, ac tam certum, quam quod certissimum habete, nihil perpetuo favore vestro nobis prius esse, nihil antiquius. Tubingæ 7° Januarii 1749.

Decanus, Doctores & Professores ordinarii Facultatis Medicæ Tubingensis.

LETTRE DE LA FACULTÉ DE MEDECINE DE LEYDE
en Hollande.

VIRI CLARISSIMI,

SERIÙS, quàm oportuiſſet, redditæ nobis ſunt veſtræ litteræ; neque enim, ſi reddita fuiſſent maturius, commiſſuri fuiſſemus, ut honorem quo vos proſequimur, ſtudiumque præſtandi vobis officia, reſponſionis celeritas non declararet. Ad ea, quæ requiritis, hæc habemus, quæ reſcribamus. Hac in Urbe Medecinæ Doctores, præter Medicinam, etiam Chirurgiam, ſiquidem velint, exercere; præterea autem nemini licere exercere Chirurgiam, niſi qui Chirurgiæ Magiſter, & in hac quidem ipſa Urbe, creatus ſit, Creari à Collegio conſtante ex Præſide, perpetuo, qui ſit è Medecinæ Profeſſoribus hujus Univerſitatis: & ex duobus Aſſeſſoribus, perpetuis, & ipſis Medicis Urbanis: tribus, præterea Chirurgis, in ſingulos annos coöptandis. Hujus Collegii, & ſingulorum quidem ejus Membrorum, ſubeunda Candidato examina eſſe; in quibus tamen partes Præſidis præcipuæ ſint. Poſt examina, plurium ſuffragiis Magiſtrum declarari à Præſide; ſi autem contingeret, tria utrimque eſſe ſuffragia, tunc à qua parte Præſidis ſuffragium fuerit, eam prævalituram. Non licere Chirurgis exercere Medicinam, non interna medicamenta præſcribere, aut exhibere: ne quidem, ſi qua adhibenda eſſe exiſtiment dum curant affectus vitiaque ad Chirurgiam pertinentia; mulctari pecunia, ſiquando, & quoties contra fecerint. Cæteris in rebus, Medicorum conſiliis, monitis, juſſiſque, non quidem quod legibus cogantur parere, & obedire: ſed tamen morem gerere ſolere. Gravi cuidam curationi, ut cum calculoſus aut hernioſus ſecandus eſt, cùm ſuffuſio manu curanda, admovere manum, niſi Medico Urbano duobuſque præſentibus Chirurgis, & ſi velit, Collegii Præſide, non licere; eoſque, ſi quando inter curandum id res poſcat, monere Chirurgum, jubereque, ut deſiſtat. Medicos eſſe, qui Chirurgiæ hâc in Academia ſint profeſſores; atque eam, ſi ita viſum fuerit, interdicturam, ſi quis alius in Urbe Chirurgiam publicè docendi partes ſibi ſum-

MESSIEURS,

VOTRE Lettre nous a été remiſe plus tard qu'elle n'auroit dû l'être. Si nous l'euſſions reçue plutôt, notre promptitude à vous faire réponſe vous auroit marqué la conſideration que nous avons pour vous, & le zèle avec lequel nous ſouhaitons vous rendre ſervice. Voici ce que nous avons à répondre aux queſtions que vous nous faites.

Dans cette Ville, les Docteurs en Medecine peuvent exercer, s'ils veulent, la Chirurgie comme la Medecine. A leur exception, perſonne ne peut exercer la Chirurgie, s'il n'eſt maître en cet Art, & reçû dans la Ville même. Cette Maitriſe ſe reçoit du College de Chirurgie, compoſé d'un Preſident perpetuel, qui eſt un des Profeſſeurs de cette Univerſité, de deux Aſſeſſeurs de même perpetuels, qui ſont deux Medecins de la Ville; & outre cela de trois Chirurgiens, qu'on élit tous les ans. Il faut que le Candidat ſubiſſe l'examen de ce College & de chacun de ſes Membres en particulier: mais le principal miniſtere appartient au Preſident. Après ces examens, s'il eſt reçû à la pluralité des ſuffrages, le Preſident le déclare Maître; ſi les ſuffrages ſont partagés, l'avis du Preſident a la preponderance. Il n'eſt pas permis aux Chirurgiens, d'exercer la Medecine, ni d'ordonner ou de fournir des médicamens pour l'interieur, quand même ils les penſeroient néceſſaires dans les traitemens qu'ils font des affections qui exigent le miniſtere de la Chirurgie. S'ils contreviennent à cette défenſe, on les condamne à une amende pécuniaire. Dans le reſte, ils obéiſſent & ſuivent les conſeils, les avis & les ordres des Medecins; non pas preciſément par l'autorité d'aucune loi, mais par une déference que l'uſage a introduite.

Quand il y a quelque opération dangereuſe à faire, comme celle de la pierre ou de la hernie; lorſqu'on doit abbattre une cataracte, il ne leur eſt pas permis d'y mettre la main, ſi ce n'eſt en la préſence d'un Medecin de la Ville, de deux Chirurgiens, & du Preſident du College; s'il veut s'y trouver. Dans le cours de l'operation, ceux-ci, si les circonstances l'exigent, avertissent le Chirurgien, & lui ordonnent de s'arrêter.

Ce sont les Medecins, qui dans cette Université, professent la Chirurgie; & si quelqu'un entreprend de l'enseigner publiquement, & sans leur aveu, ils sont en droit de se défendre & de s'y opposer. Dans les autres Villes considerables il y a des gens constitués pour enseigner publiquement la Chirurgie, & tous sont Medecins. Au reste, quoiqu'il y ait là-dessus quelque legere diversité dans les usages des differentes Villes & des differentes Provinces, ou qu'il soit même arrivé quelquefois à Amsterdam qu'on ait permis à un Chirurgien d'enseigner publiquement cet Art, cependant les Medecins sont partout regardés comme de beaucoup superieurs aux Chirurgiens; & au lieu que ceux-ci, reçus par l'autorité d'un Magistrat particulier, ne sont jamais Chirurgiens que de telle ou telle Ville; les Medecins au contraire, reçoivent leur qualité du Sénat Académique, dont nous sommes les membres, en vertu du pouvoir qu'il a reçu des chefs de la Republique de conferer les degrés, & sont regardés comme Medecins dans tous les Etats de la Republique. A Leyde le 22 de Janvier 1749.

serit. In amplioribus Urbibus aliis constitui Chirurgiæ Doctores publicos, & eos Medicos. Quamvis autem eorum quæ dicta sunt, quædam in aliis aliisque Urbibus ac ditionibus differentia sit: factumque etiam sit aliquando, ut Chirurgo cuidam Chirurgica publice tradendi Facultas Amstledami concessa sit; ubique tamen multo superiorem esse Medicorum, quàm Chirurgorum, rationem; & cum Chirurgi non nisi auctoritate alicujus Magistratus Urbani creentur eoque hujus illiusve Urbis Chirurgi sint: Medicos à Senatu Academico, cujus nos membra sumus, potestate à Rectoribus Reipublicæi data creari, atque adeo in tota etiam Republica ut tales haberi. Valete Dat. Lugduni BATAV. A. D. 22. Januarii 1749.

P. E. ALBINUS, au nom de la Faculté de Medecine, en l'Université de Leyde.

Nomine Facultatis Medicæ Academiæ Lugduno-Batavæ P. L. ALBINUS.

LETTRE DE LA FACULTE DE MEDECINE DE BASLE en Suisse.

MESSIEURS,

SPECTATISSIMI ET ILLUSTRISSIMI VIRI,

LA Lettre obligeante que vous avez eu la bonté de nous adresser, nous fait beaucoup d'honneur, & nous la recevons avec toute la reconnoissance possible. La consideration que merite votre célèbre Faculté, le lustre qu'elle s'est acquis depuis long-temps dans tout le monde sçavant, & les services éclatans qu'elle a rendus à la Medecine par les monumens celebres qu'elle a consacrés à la posterité, sont autant de raisons qui nous engagent à avoir pour elle le respect le plus sincere, & à être d'autant plus mortifiés du procès odieux & des disputes que vous avez à soutenir contre la Societé des Chirurgiens. Ce n'est pas pour vous seuls qu'il est interessant que la dignité de l'Art de la Medecine, ne reçoive aucune atteinte; c'est l'affaire generale de tout le monde Medecin. Tout ceux qui pren-

PErhonorifica est nobis, vestra per Litteras die 4 Dec. superioris humanissimè ad nos exaratas compellatio, quam grato animi sensu amplectimur. Tanta est Auctoritas Inclytæ Facultatis vestræ, tam eximius splendor, qui dudum in orbe erudito floret, tanta meritorum excellentia luculentis litterarum monumentis celebrata, quam utique summo reverentia cultu prosequendam ducimus! Eoque magis dolendum, tam illustri Ordini vestro, tam odiosam litem & controversiam cum Societate Chirurgorum intercedere. Non modo vestri interest, sed totius orbis Medicorum, Artis Asclepiadeæ dignitatem sartam & tectam conservari. Ideòque omnibus, qui Artis honorem & decus curæ habent, grave & molestum esse debet, si ejus dignitas & prærogativa ab an-

*tiquis tradita contemptui habeatur. Nemi-
nem fugit, Medecina & Chirurgia arctis-
simum & indissolubile vinculum esse, quas
ex toto separare, idem esset, ac partes essen-
tiales à suo toto avellere, & corpus integrum
mutilare. Si invicem comparentur, Medicina totum est, Chirurgia pars. Illa mater
quasi, hæc filia: illa ab omni tempore do-
mina, hæc ministra. Indignum proin, si
Chirurgorum Societas, alioqui suâ laude
celebris, in totum auctoritati Medicorum
se substrahere, & stabilitam hucusque præro-
gativam repudiare conatur. Vobis autem,
VIRI ILLUSTRES, abundè satis est
animi, & prudentiæ, & virium, ad asse-
rendam, in foro justitiæ & æquitatis, artis nobilissimæ dignitatem. Quod quæritis de
statu relativo Medicorum & Chirurgorum,
apud nos, paucis ita habete. Facultas Medicorum apud nos complectitur omnes, qui
post examina consueta, & dissertationem publicam inauguralem, in Academiâ Doctoris Medici Insignia, consecuti sunt. Ex horum numero tres ab Amplissimo Senatu
Academico in Professores electi, ordinem
Medicorum Professorium constituunt, quorum munus est publicè artem docere, Can-
didatos examinare, & in Doctores creare:
etiam qui Chirurgiæ Doctoris titulum in Academiâ ambiunt, examini subjicere & lau-
reâ ornare. Ex iisdem Professoribus unus quo-
tannis in Decanum eligitur, qui ordinis
Professorii, totiusque Facultatis caput est. Porrò ex gremio Facultatis Medicæ Amplissi-
mus Reipublicæ Magistratus unum eligit
Archiatrum, vel Poliatrum, qui sibi à consiliis & à responsis est. Hic ipse cum tribus
Chirurgiæ Magistris ad hoc denominatis,
& juratis, in casu læsionis gravioris aut ho-
micidii, inspectionem vulneris, aut cada-
veris legalem obire, & de eâ ad amplissi-
mum Magistratum referre solet; in eoque
negotio Medicus Poliater præsidium gerit. Cæterum Chirurgi in suâ Tribu propriâ seor-
sim à Medicis versantur, & sua negotia soli
curant; veruntamen ubi aliquis pro Magisterio Chirurgiæ tentandus vel examinandus
est, in eo actu ipse Medicus Poliater toties
præsidio fungitur inter Chirurgos examina-
tores & sine ipso nemo candidatorum vel*

nent quelque part à l'honneur de cet Art,
doivent donc être fort sensibles au mépris
qu'ils voyent faire des privileges & des
droits que les anciens ont transmis aux mo-
dernes.

Tout le monde sçait que la Medecine
& la Chirurgie sont liées ensemble par des
liens indissolubles. Vouloir les séparer, c'est
ôter d'un tout ses parties essentielles, &
mutiler un corps qui doit être entier. Si vous
les comparez l'une avec l'autre, la Medecine
est le tout, la Chirurgie est la partie. L'une
est pour ainsi dire la mere, l'autre n'est
que la fille. L'une a toujours été la maîtres-
se, l'autre au contraire a toujours été minis-
tre. C'est donc une chose révoltante, que
la Societé des Chirurgiens, quoique d'ailleurs célebres dans sa partie, veuille entierement se soustraire à l'autorité des Medecins, & rejetter la Préeminence de la Medecine universellement établie jusqu'à ce
jour. Vous avez, Messieurs, assez de force,
de courage & de prudence, pour soutenir
dans les Tribunaux de la justice & de l'é-
quité, la dignité du plus noble de tous les
Arts.

Pour ce que vous nous demandez, sur
l'état respectif des Medecins & des Chirurgiens dans cette Ville, voici en peu de
mots en quel état sont les choses. La Faculté
de Medecine est composée de tous ceux
qui après les examens accoutumés, & une
dissertation publique pour le Doctorat,
ont reçu le titre & les ornemens de ce degré. Trois de ce nombre choisis par le Sénat Académique constituent l'ordre des Professeurs. Leur emploi est d'enseigner publiquement la Medecine, d'examiner les
Candidats, & de les élever au Doctorat.
Ils examinent de même & élevent aussi au
Doctorat ceux qui veulent prendre le titre
de Docteur en Chirurgie dans cette Université. On choisit tous les ans un de ces
mêmes Professeurs pour Doyen. Celui-
là est le chef de l'Ordre des Professeurs
& de toute la Faculté. Entre tous les Medecins de la Faculté, le Magistrat en choisit
un pour *Archiatre* ou *Poliatre*, qui lui sert
de conseil, & est spécialement chargé des
rapports. Ce Medecin avec trois Maîtres Chirurgiens Jurés & nommés pour cette fonction, dans les cas de quelque blessure violente ou de quelque homicide examinent
la blessure où le cadavre, suivant les loix,

C iij

& en font leur rapport au Magistrat ; & c'est le Medecin Poliatre qui préside à ce rapport. Au reste, les Chirurgiens restent séparés des Medecins dans leur tribu, & gérent seuls leurs affaires particuliéres. Mais lorsqu'il faut examiner quelqu'un pour la Maîtrise de Chirurgie, le Medecin Poliatre, a dans ces actes la présidence sur les Examinateurs Chirurgiens ; & sans sa présence, on n'examine ni on ne reçoit aucun Candidat.

D'ailleurs, les Maîtres Chirurgiens inscrits dans leur Tribu en qualité de citoyens & membres de la République, ont le droit de fournir de leur Tribu deux Sénateurs & six Centumvirs, dont l'emploi roule sur le gouvernement politique de la République. Considerés sous ce dernier rapport, ils n'ont rien de commun avec les Medecins ; mais ils jouissent du droit de leur Tribu comme membres de la République. Les Loix & les Ordonnances attribuent entierement la pratique de la Medecine interieure aux seuls Medecins, & elles n'assignent aux Chirurgiens que la partie qui constitue l'art de guérir de la main. Quand on a besoin de remedes, tant intérieurs, qu'extérieurs, & qu'on appelle le Medecin en consultation avec le Chirurgien, le Medecin a toujours le prémier rang, & il prescrit le régime & les médicamens intérieurs. Aucun des Chirurgiens n'enseigne publiquement la Chirurgie dans cette Université. Les grandes opérations de la Chirurgie sont rares chez nous : mais s'il s'en présente, communément on appelle un ou deux Medecins en consultation. Nous ne dissimulerons cependant pas, que quelque bien établies que soient ces coutumes, elles ne sont cependant pas toujours si religieusement observées, qu'un ou deux Chirurgiens ne se mêlent, soit en secret, soit même assez publiquement, de la pratique des maladies internes : ce qui arrive assez souvent, au grand détriment de la societé civile, lorsqu'on se-relâche un peu de la sévere observation des Loix, ce qui donne aussi lieu aux demi-Medecins & aux Empiriques de faire assassinats sur assassinats

examinatur vel admittitur. Aliàs Chirurgiæ Magistri apud nos suæ Tribui inscripti tanquam cives, & Reipublicæ membra, id juris habent, ut ex suâ Tribu duo Senatores, & sex Centumviri eligantur, qui Senatui politico Reipublicæ operam navare solent. Quo posteriori Schemate considerati, cum Medicis nihil quicquam commune habent, sed jure proprio tribunitio, tanquam membra Reipublicæ, fruuntur. Praxim Medicam internam, Leges & Statuta solis Medicinæ Doctoribus vindicant : Chirurgis non nisi eam partem, quæ manu medetur, assignant. Ubi tàm internâ quàm externâ curatione opus est, & Medicus unâ cum aliquo Chirurgo in consilium vocatur ; Medici priores partes esse, ab eoque ratio victus conveniens & interna medicamenta, præscribi solent. Chirurgiam apud nos nemo Chirurgorum publicè docet. Operationes Chirurgicæ majoris momenti apud nos oppido rara sunt, ad eas autem, si fiant, communiter unus alterve Medicorum in consilium vocari solet. Non tamen dissimulabimus, leges & consuetudines optimè stabilitas, non semper tam religiosè observari, quin unus alterve Chirurgorum praxi etiam Medicæ internæ, sivè clàm, sivè apertè, se immisceat, Quod ubi laxior est legum custodia, passim locorum non sine publico humani generis damno fieri consuevit : undè etiam Medicastris & Empiricis occasio nascitur, per cædes impunè grassandi. Hoc ad Epistolam vestram paucis respondisse sufficiat ; utinam inclytæ Facultati vestræ acceptum, aut alicujus momenti futurum. Cæterùm ut humanitatis & benevolentiæ vestræ testificationem, pro eo ut par est, facimus maximi, ita prorsus, ut eandem nobis perennem esse dignemini, enixè rogamus, omnem daturi operam, ne indignis, aut ingratis hoc tribuisse videamini, sed iis, qui omni cultu, & observantiâ vobis sunt addictissimi. Valete & vincite. Datum Basileæ decimo octavo Januarii 1749.

Voilà ce que nous avons à répondre en peu de mots à votre Lettre. Nous souhaitons que cette Réponse soit agréable à la Faculté, ou qu'elle puisse lui être de quelque utilité.

Au reste, comme vous ne pouvez pas donner des témoignages de bonté & de politesse à des gens qui en fassent davantage le cas qu'elles méritent, nous vous supplions de vouloir bien nous continuer ces mêmes faveurs. De notre côté, nous aurons soin de faire en sorte que vous ne les prodiguiez pas les prodiguer à des ingrats ou à des gens qui ne les mériteroient pas, mais à des gens qui vous sont dévoués avec un respect & un attachement inviolables. Fait à Basle le 14. Janvier 1749.

Signé, *J. Rodolphe Quingerus*, *au nom de la Faculté de Basle.*

Joh. Rudolphus Quingerus, Med. Doct. Pract. Prof. nomine Ord. Med. Basil.

LETTRE DE LA FACULTÉ DE MÉDECINE DE HALL
en Saxe.

Illustres ac Spectabiles Viri

Cura & necessitudo, quàm Inclyta Facultas Parisiensis ad Ordinem nostrum retulit Idubus Januarii curr. anni via & occasione recta ad nos venit; ut igitur petitioni Vestræ atque expectationi, germana ac humana Officiositate annuamus & satisfaciamus, haud ignaros dissensionis & antecessionis quæ inter digniorem & superiorem facultatem, quæ medica est, & inferiorem Chirurgorum chorum intercedit, nos esse declaramus; qua lites hactenus mota & continuata modo publica fama, modo etiam scriptis publicis; velut in Mémoires de l'Académie Royale de Chirurgie, nec non in collectis variis opusculis, quæ ad lites & contentiones inter Medicos & Chirurgos Parisienses superioribus annis de dubia utriusque partis dignitate & prærogativa motas, spectant (quorum Acta Eruditorum Lipsiensia An. 1739. Mense Septembri pag. 560. sequ. mentionem faciunt,) innotuere.

Ut autem ad Inclytæ Facultatis Vestræ propositas quæstiones consideratè, quàmvis breviter respondeamus, certiores Vos reddimus, quòd in Regis nostri Augustissimi Provinciis Leges & Sanctiones Medicinales id jubeant, velint, & observent: Chirurgos Medicis legitimè promotis, & à Collegio supremo Medico Berolinensi approbatis subjunctos & post positos esse: hinc curationes internas morborum plenissimè Regia

Messieurs,

Nous avons reçu en ligne directe le 13 de Janvier de la présente année, la Lettre par laquelle votre illustre Faculté nous fait part de ses affaires & du besoin qu'elle a de recevoir de nous quelques éclaircissemens à ce sujet. C'est pourquoi nous allons tâcher de répondre avec sincérité & le plus obligeamment qu'il nous sera possible, à ce que vous attendez de nous & aux différentes questions que vous nous faites.

Les disputes qui regnent entre la Faculté de Médecine & la Communauté des Chirurgiens au sujet de la supériorité qui appartient à la premiere, & à laquelle celle-ci quoique son inférieure, s'efforce de se soustraire, n'ont rien de nouveau pour nous. Nous en avons été instruits tant par le bruit commun, que par des ouvrages qui ont été publiés depuis quelque tems, tels que les Mémoires de l'Académie Royale de Chirurgie, & différens petits écrits dont il est fait mention dans le Journal de Leipsic de l'année 1739, pag. 560., & qui concernent le procès & les contestations qui se sont élevées depuis quelques années entre les Médecins & les Chirurgiens de Paris, au sujet de la prééminence des deux professions; de l'une sur l'autre........

Pour répondre positivement, quoi qu'en peu de mots aux questions proposées par votre célèbre Faculté; nous vous informons que dans tous les états de notre Auguste Monarque les Loix & les Edits concernant l'exercice de la Médecine, ordonnent, veulent & ont grande attention que les Chirurgiens soient subordonnés aux Médecins qui ont été reçus dans les formes, & approuvés par le Collége supérieur de Médecine de Berlin, & qu'ils n'ayent le pas qu'après eux. C'est pourquoi les Déclarations du Roy portent expresses inhibitions & défenses aux Chirurgiens de prescrire & de faire prendre aucuns Remèdes internes dans les maladies, comme il paroit par l'Ordonnance médicinale du 12. Novembre 1685. qui a été renouvellée & confirmée le 31. Mai 1696. & le 27. Septembre 1725. ET QUI DEPUIS N'A SOUFFERT AUCUN CHANGEMENT, Il y a plus, comme l'expérience n'a que trop fait voir que plusieurs malades attaqués de maladies vénériennes étoient les malheureuses victimes des fautes grossières qu'on commettoit en leur procurant la salivation par l'administration du mercure, soit intérieurement, soit en frictions, la Loi dit positivement que les Chirurgiens ne doivent point dorenavant traiter ces sortes de maladies sans prendre avis d'un Médecin qui les aidera de ses conseils pendant le cours du traitement. Voici quelle est la teneur des Loix & les propres termes dans lesquels elles s'expriment.

Leges ipsis vetant, secundùm Ordinationem medicinalem de Anno 1685. die XII. Novembr. & An. M DCXCVI. ultimo mensis Maii nec non An. 1725. d. XXVII. Septemb. constitutam, repetitam, confirmatam, NEC POSTERO TEMPORE MUTATAM: quid, quod? certa præscriptio legis mandat; dum experientia satis superque testatur, in lue Venerea, aliisque morbis, Salivatione instituta, cum medicamentis mercurialibus internis, aut per inunctionem mercurialem, diversos crassos errores fuisse commissos, ob quos vitæ jacturam ægri passi fuerunt, hinc in istiusmodi casibus in posterum talem curam absque Medico adjutore, moliri haud debent Chirurgi. Propria autem earum legum sequentia sunt verba.

S'ensuivent les Articles de l'Ordonnance.

» Les Chirurgiens & Barbiers seront pareillement soumis audit College de Medecine de Berlin, y seront examinés, subiront la censure, & seront agréés par lui avant de pouvoir être reçus, & tous les apprentifs avant d'obtenir leur congé ou demission seront présentés audit College, ou au Physicien ordinaire approuvé pour avoir un témoinage, qui leur sera donné avec leur congé.

» Lorsque lesdits Chirurgiens seront chargés de la Cure de quelques plaies dangereuses, ou sujettes à de grands accidens, ils prendront de bonne heure les conseils des Médecins approuvés, suivront leurs avis & leurs Ordonnances; & s'ils ont quelque observation à y faire, ils la feront avec discrétion, & se comportant toujours suivant l'avis desdits Médecins; mais ils s'abstiendront entierement de la Cure des maladies intérieures, ne prescriront, & ne donneront aucuns Remèdes, comme purgatifs, vomitifs, opiates, &c. sur peine d'en être sévérement repris.

» Lorsque pour la visite d'un blessé ou d'un corps mort un Chirurgien du Corps des Maîtres, sera appellé avec le Physicien ou Médecin, il y viendra avec diligence & circonspection, sans suivre son opinion, sans présumer de lui-même, deferant à ce que diront le Médecin, ou le Physicien, plus qu'à son propre jugement.

» Ils n'entreprendront nulle Cure intérieure & ne présumeront pas trop d'eux-mêmes dans les extérieures, où il y aura de grands accidens à craindre.... Mais si le mal étoit de particulière importance & dangereux, ils y appelleront un Médecin, & n'ordonneront sans son consentement nuls remedes intérieurs de conséquence, comme purgatifs, vomitifs, lavemens forts, remedes diuretiques & aperitifs, opiates, sudorifiques ni autres médicamens de cette nature. Et parce que l'expérience a fait connoître, que dans les Cures des maladies vénériennes, qui se font par le Mercure & la Salivation, il s'est commis diverses grandes fautes, qui ont causé la mort des malades; cette maladie étant sujette à de trop grands & facheux accidens, ils n'entreprendront à l'avenir d'eux-mêmes nulle cure pareille, sans assistance d'un Médecin, sur peine d'en être sévérement repris.

Tales

Tales similesve leges Chirurgorum in Regiis Borusso-Brandeburgicis. Provinciis approbatorum, officia & obligationem concernentes, partim in prædictis ordinationibus, partim in Politica Ordinatione Ducatus Magdeburgici, nec non in Generali Privilegio, in eodem Ducatu Chirurgis dato, expresse ac perspicue continentur.

Academia hujus Fridericianæ constitutus Chirurgus, Medica imprimis facultati delegatus & obligatus est, reliqui vero Chirurgi Poliatris, Collegiis Medicis Provincialibus, & supremo Berolinensi submissi sunt, ex quorum scrutinio & judicio pendentes coram iis solita tentamina, examina & specimina subire & edere, isthinc denique approbationem exercendæ suæ artis impetrare & accipere tenentur. Denique facultati nostræ & concessum & usu receptum fuit, Chirurgiam Theoreticam & practicam docere.

Hæc sunt VIRI HONORATISSIMI, qua persolvendis quæstionibus CELEBRIS FACULTATIS VESTRÆ aliquo modo quadrare possunt, in quantum autem commodo, usui, arbitrio & intentioni VESTRÆ ministrare queant, VESTRO Judicio & applicationi relinquimus. Ceterum benevolo & faventi VESTRO animo nos humaniter & officiose commendamus.

Datum Halæ Magedeb.
E Regia Fridericiana
Die XXIII. Januarii.
An. MDCCXLIX.

DECANUS, Senior ac reliqui Professores Facultatis Medicæ in Regia Academia Fridericiana.

Les Loix que nous venons de rapporter concernant les devoirs & les obligations des Chirurgiens approuvés dans les états du Roy de Prusse & de l'Electorat de Brandebourg ou du moins d'Equivalentes sont énoncées expressément, & sans aucune équivoque en partie dans les Ordonnances déja citées, en partie dans l'Ordonnance politique du Duché de Magdebourg & dans le Privilege général accordé aux Chirurgiens du même Duché.

Le Chirurgien qui est nommé Chirurgien de notre Accademie établie par le Roy Frederic est soumis à la Faculté de Medecine & depend d'elle, & tous les autres Chirurgiens sont subordonnés aux Colleges Provinciaux & au College Superieur de Médecine de Berlin, qui sont leurs Juges & en présence desquels ils sont obligés de faire leurs tentatives, examens & chef-d'œuvre, & desquels ils doivent ensuite recevoir la permission d'exercer leur Art. Enfin notre faculté a droit & est dans l'usage d'enseigner la Chirurgie tant Pratique que Théorique.

Voilà, Messieurs, ce que nous avons cru de plus propre à satisfaire aux quéstions de votre celebre faculté. Nous soumettons entierement à votre jugement l'application qu'on en peut faire à ce qui vous regarde & les avantages que vous en pouvez tirer pour la cause que vous défendez. D'ailleurs nous vous prions de vouloir bien nous accorder votre estime & votre amitié.

Fait à Hall dans le Duché de Magdebourg & dans l'Academie de Frederic le 23. Janvier 1749. par le Doyen, l'Ancien & tous les Professeurs de la Faculté de Médecine en l'Académie Royale de Frederic.

LETTRE DE LA FACULTÉ DE MEDECINE DE IENE,
dans le Duché de Weimar dans la Thuringe.

MESSIEURS,

VOtre Lettre imprimée, & dattée du 4.
Decembre de l'année derniere nous a été
remife le 10. de janvier de cette année. Quoique les nouvelles litteraires nous euffent déja
informés de la conduite de vos Chirurgiens,
nous avons cependant été frappés d'étonnement, en voiant à quel degré ils portent
leur hardieffe : C'eft pourquoi defirant de
fatisfaire aux Articles, fur lefquels vous fou-
haitez d'être inftruits, nous nous faifons un
vrai plaifir de vous informer des ufages, qui
font obfervés non feulement dans notre Academie, mais même dans toute l'étendue de
notre Duché.

Vous nous demandez, Meffieurs,

1°. Si la Compagnie des Chirurgiens eft
fubordonnée à l'autorité de notre faculté,
& en quoi confifte cette fubordination.

2°. Si les Médecins préfident aux examens,
que les Chirurgiens fubiffent pour parvenir
à la Maîtrife, & fi les Médecins font en droit
de donner leur fufffrage fur la capacité des
Candidats.

3°. Si les Chirurgiens fe conforment, &
font obligés par les Loix de fe conformer
aux Confeils, aux avertiffemens & aux ordres des Médecins.

4°. Si il eft permis aux Chirurgiens de
faire aucune des grandes opérations de Chirurgie, fans que les Médecins foient con-
fultés.

5°. Si les Chirurgiens peuvent enfeigner
publiquement la Théorie de leur art.

6°. S'il eft libre aux Chirurgiens de pref-
crire aux malades le regime de vivre, & les
remedes internes, & s'ils peuvent ainfi mêler
indiftinctement la pratique de la Médecine
avec celle de la Chirurgie.

Pour repondre à ces différens Chefs fur
lefquels vous defirez d'être éclaircis, voici,
MM. quels font nos Reglémens.

1°. La fubordination à laquelle les Chirurgiens font tenus à l'égard de notre Facul-

FACULTATIS SALUBERRIMÆ

Medicæ Parifinæ Decane Spectatiffime
Afferctores Illuftriffimi atque Experientiffimi.

LIttera Veftra, Typis impreffa, & die
quarto Decembris a. p. datæ, nobis die
decimo Januarii a. c. funt tradata, Mirati
fumus audaciam Chirurgorum Veftrorum,
etiam ex novis litterariis nobis cognitam. Haud
igitur hæfitamus Vobis Viri Il uftriffimi ad
quæftiones veftras, ea quæ in noftra Academia, immo in Ducatu noftro, in ufu funt,
declarare. Scire vero vultis.

1. *An & quomodo facultatis noftra auto-
ritati fubjaceat Chirurgorum focietas ?*

2. *An tentaminibus, pro capeffendo Chirurgiæ Magifterio, Medici præfint, & de
explorata candidatorum doctrina pronuntient ?*

3. *An Medicorum confiliis, monitis juffifque in praxi medicâ morigeros fe præbeant
Chirurgi noftrates, hifque parere legum-vi
teneantur ?*

4. *An gravi cuidam operationi Chirurgicæ, Medicis non confultis, manum admovere
fas fit ?*

5. *An penes Chirurgos fit artis fua partem
Theoreticam publicè educere ?*

6. *An victûs regimen internaque medicamina præfcribere ficque Medicinam ipfam unâ
cum Chirurgiâ profiteri Chirurgis pro lubitu
conceffum fit ?*

*Hifce nobis propofitis quæftionibus ut fatif-
fiat, fciatis viri Experientiffimi,*

*Ad 1. Chirurgos noftros itâ facultati no-
ftra fubeffe, ut, fi qua devulnerato, vel ex*

vulnere vel alio violento morbo mortuo, ad Magistratum sit exhibenda relatio; ista à medico perficiatur, & in ultimo tantum casu, à Chirurgo tantum simul subscribatur: si vero de arte Chirurgica in foro sit judicandum, exclusis omnibus Chirurgis, unicè facultatis nostræ, a judice competente requiri responsum, & secundum hoc à scabinis rem dijudicari.

Ad 2. Medicum ordinarium vel civitatis vel Provinciæ, qui & Physicus audit, tentaminibus pro capessendo Chirurgiæ Magisterio præsidere, de explorata candidatorum peritia pronunciare, quin ipsum etiam candidatum examinare. Secundum præceptum primum Capitis tertii Ordinationis artem medicam concernentis:

Ad 3. Chirurgos nostrates medicorum monitis, consiliis jussisque in praxi Chirurgica morigeros se præbere cogi: secundum legem VIII, dicti Capitis. Undè etiam est, quod de eventu cura sinistro Medicus, minimè verò Chirurgus, teneatur respondere.

Ad 4. Chirurgis nostris, non consulto medico, gravi operationi manus admovere non licere, sed in tali casu eos omnia authoritate Medici agere teneri: secundum legem II. VII. & VIII. dicti capitis.

Ad 5. Nulli Chirurgorum licere Theoriam artis suæ, sive publicè sive privatim docere, sed, Auctoritate Serenissimorum Academiæ nostræ Nutritorum constitutum esse Professorem Anatomiæ & Chirurgiæ, qui semper est membrum facultatis nostræ. Immo ne quidem Doctoribus jus publice docendi, nisi ex consensu facultatis, competere.

Ad 6. Ex lege VI, dicti capitis omnibus Chirurgis praxin medicam internam planè esse interdictam, & quidem in statutis civitatis, sub pœna 50. thalerorum. Nos quoque omni modo hanc artis nostræ dignitatem contra Chirurgorum audaciam tuemur.

té, est telle, que lorsqu'il y a quelque rapport à faire au Magistrat, au sujet d'une homme blessé, ou mort de blessure, ou par quelqu'autre cause violente, c'est le Médecin qui fait ce rapport, & le Chirurgien ne le signe conjointement avec le Médecin, que dans le dernier cas. Bien plus, s'il est question de décider sur une affaire, qui regarde la Chirurgie, c'est à notre Faculté seule, à l'exclusion de tous les Chirurgiens, que le Juge competant s'adresse, & selon la réponse qu'elle donne les Juges decident le Procès.

2°. Le Médecin ordinaire de la Ville ou de la Province, que l'on nomme aussi le Physicien, préside aux examens, que subissent les Chirurgiens, pour être reçus Maîtres: il décide de la capacité des Candidats; & même les interroge. Ce droit lui est confirmé par l'Article premier du troisiéme Chapitre de l'Ordonnance qui concerne la Médecine.

3°. Par l'Article huitiéme du même Chapitre, nos Chirurgiens sont tenus d'écouter les avis, de suivre les conseils, & d'exécuter les ordres des Médecins, dans la pratique de la Chirurgie. C'est pourquoi dans la cure des maladies Chirurgicales tout le traitement roule sur le Médecin, & le Chirurgien n'est en aucune façon responsable de l'évenement.

4°. Les Articles 2. 7. & 8. du Chapitre cité ci-dessus défendent à nos Chirurgiens d'entreprendre aucune des grandes opérations, sans le consentement d'un Médecin, & leur ordonne en pareille circonstance de déférer en tout à l'autorité du Médecin.

5°. Il n'est permis à aucun Chirurgien d'enseigner, soit en public, soit en particulier, la Théorie de son Art. Ce droit est reservé au seul Professeur d'Anatomie & de Chirurgie, établi par les Sérénissimes Protecteurs de notre Académie. Le Professeur est toûjours membre de notre Faculté. Bien plus; il n'est pas permis même aux Docteurs, d'enseigner publiquement, à moins que ce ne soit de l'aveu de la Faculté.

6o. Par l'Article 6. du susdit Chapitre, & même par les Reglemens de la Ville, il est absolument défendu, sous peine d'une amende de 50. Dalers à tous Chirurgiens de pratiquer la Médecine interne. De notre part nous apportons tous nos soins, pour soutenir la dignité de notre profession, & la garantir des entreprises hardies des Chirurgiens.

Ce sont là les Eclaircissemens, que nous avons cru devoir vous donner dans cette Lettre scellée du Sceau de notre Faculté. Nous faisons des vœux pour que votre Procès ait une issue, qui ne nuise point à la conservation des hommes, & qui maintienne l'honneur des Médecins.

A Iene ce 13. Janvier 1749.
Le Doyen, l'Ancien & les autres Professeurs de la Faculté de Medecine de Iene.

Hæc sunt quæ, cum voto, ut in Salutem hominum & honorem Medicorum vestra finiatur controversia, sub sigillo Facultatis nostra, respondere voluimus. Iena die XIII. Januarii anni MDCCXLIX.

Decanus, Senior & reliqui Facultatis Medica Ienensis Professores.

LETTRE DE MM. LES DOYEN ET DOCTEURS DE LA FACULTÉ
de Médecine de GOTTINGEN dans le Duché de BRUNSVICK.

MESSIEURS,

L'Honneur de l'Art que nous professons & l'intérêt du Public ne nous permettent pas d'être indifferens sur votre affaire. Toute l'Europe est instruite des prétentions injustes des Chirurgiens qui ont entrepris de renverser l'ancien ordre des choses, & de détruire les Priviléges que les Loix ont de tout tems accordé aux Medecins. Vous verrez par l'extrait Allemand & François que nous vous envoyons de nos Loix combien nos Chirurgiens sont éloignés d'en venir à une pareille insolence. Ils vivent avec nous en bonne intelligence & avec modestie, comme avec les Maîtres & les Protecteurs de l'art de guérir. Nos Loix à la verité n'ont rien décidé expressément sur l'article de vos questions, qui concernent l'avis du Medecin dans les opérations les plus graves de la Chirurgie ; mais nos droits à cet égard, sont soutenus par un usage qui n'a pas moins de force qu'une Loi positive. Les amis du malade ou les Magistrats même ne souffriroient jamais qu'on osât entreprendre une opération dangereuse, sans l'avis & la presence d'un Medecin. Au reste, nous sommes ici les seuls qui enseignions la Chirurgie, & les Chirurgiens ne font aucune leçon de leur Art, excepté dans le seul Col-

ILLUSTRIBUS ET SPECTATISSIMIS VIRIS SALUBERRIMÆ FACULTATIS PARISINÆ DECANO ET DOCTORIBUS,

COMMUNIS Artis honor, & publica salus non sinunt nos in causâ vestrâ negligentes esse. Innotuerunt per omnem Europam iniqua Chirurgorum tentamina, qui antiquum rerum ordinem evertere & statuta legibus Medicorum Privilegia destruere susceperunt. Ex iis quorum excerpta in utrâque linguâ vobis mittimus. Publicis legibus adparebit facile, quam longe ab eâ pervia nostri Chirurgi remoti sint, qui nobiscum tanquam artis salutaris Magistris & tutoribus modeste & amicè vivunt. Ad eam quidem inter quæstiones vestras leges nostra nihil statuerunt, quæ est de Medicorum in gravioribus Operationibus judicio. Verùm ipse mos nihilo legibus debilior hic nostra jura tuetur, neque aut amici aut magistratus facile paterentur unquam periculosam aliquam Chirurgiam absque nostro, Medicorum, consensu, nostrâve præsentiâ suscipi. Chirurgiam autem omnino unicè docemus, neque ulla lectione Chirurgica a Chirurgis habentur. Si a Collegio Hanoverano recedas cujus tamen potestas & ipsa penes Medicos est. Anatomen omnem totam absque ullo Chirurgorum ministerio & nos (& alii in Academiis Germania Professores) admi-

niftramus, & juniores ftudiofos adjutores habemus.

Utinam ea omnibus Chirurgis veftris mens redeat, quam nonnullis, iifque in arte fua principibus, effe audivimus, ut vobifcum fincerè fe conciliare, in ordinem fuum redire, & fociâ vobifcum operâ artem manu curandi perficere velint. Ita valete viri illuftres & fpectatiffimi atque faluberrima ftudia noftra porro veftris inventis veftroque ingenio perficite. In Georgiâ Auguftâ Cherufcorum. Die 23 Januarii 1749.

D. ALBERTUS HALLER Archiater, Aulicus Confiliarius Profeffor Anat. Chir. Bot. Facultatis Medicinæ Decanus.

lege d'Hanovre, qui lui-même eft fous l'autorité & l'infpection des Médecins. Pour l'Anatomie nous l'enfeignons toute entiere, fans le fecours d'aucun Chirurgien, comme tous les autres Profeffeurs d'Allemagne, & nous n'empruntons le miniftere que de quelques jeunes Etudians.

Nous fouhaitons que tous vos Chirurgiens reprennent le même efprit que quelques-uns d'entre eux, & furtout de ceux qui fe diftinguent le plus dans leur Profeffion ont déja repris, fuivant ce que nous avons oui dire; & qu'ils veuillent fe rapprocher de vous, fe remettre à leur veritable place, & travailler de concert avec vous à la perfection de l'art de guerir de la main. Portez-vous bien, Meffieurs, & continuez d'éclairer nos travaux par vos découvertes & par vos lumieres. A Göttingen ce 23 Janvier.

Signé, HALLER, *Premier Médecin, Confeiller Aulique, & Doyen de la Faculté de Médecine.*

LOIX DES TEMS DE LA MAISON ROYALE.

BRAUNSCHWEIG LUNEBURGISCHE Landes-Ordnungen und Gefeze. C'eft-à-dire Loix Statuts & Reglemens des Pais de Brunfwic Lunebourg. Chapitre IV. Article 176. du 16 de Mars 1747.

A nos Amés & Feaux, SALUT:

COMME l'experience nous a appris, que dans les petites Villes & à la Campagne les Sujets du Roi, qui confient leurs maux aux Chirurgiens & aux Barbiers, font fort fouvent expofés à fouffrir de leur ignorance groffiere, & de leur manque d'experience, & à perdre leur fanté & leur vie; & comme la néceffité demande d'obvier à ces inconveniens le mieux qu'il eft poffible:

A ces caufes, nous ordonnons & ftatuons au nom du Roi, que tous les Chirurgiens fans exception, qui voudront exercer la Chirurgie dans les Villes ou à la Campagne, feront obligés de fe faire examiner, dans quelques-unes des grandes Villes, par le Medecin de cette Ville, conftitué à cet effet, & par un Chirurgien accrédité, & qu'ils apporteront une atteftation, faifant foi de leur progrès dans l'Art, & de leur fuffifance dans la pratique de la Chirurgie, &c.

Statuons en outre que tous les Chirurgiens ne manqueront pas de fe prefenter à l'examen dans l'efpace de quatre femaines, & d'obtenir l'atteftation requife de leur fçavoir faire. Et ordonnons que tout Chirurgien, à qui cette atteftation fera refufée pour fon infuffifance, fera exclus de l'exercice de la Chirurgie fous peine de 20 écus, &c.

Ordonnance du Miniftere Royal pour défendre aux Chirurgiens de s'ingerer à guerir les maladies internes. Du 10 de Septembre 1727.

Nous avons appris, que malgré les Conftitutions du 8 de Décembre de l'année 1688, où la guerifon des maladies internes eft défendue aux Chirurgiens, il s'en trouve pourtant plufieurs, qui au mepris des Loix entreprennent ces cures défendues, & que plufieurs malades ont perdu la vie, par leur faute.

Ordonnons que ledit Statut fera executé dans toute fa force, & que les Chirurgiens s'abftiendront de toute cure interne fous 20 écus d'amende. En exceptons les Chirurgiens de l'Armée, qui auront cette permiffion, mais uniquement dans les Troupes du Roi, & non ailleurs.

N. 176.
Ordonnance du 8 Mai 1731 n. 2.

GEORGES II &c. Sçavoir faifons; qu'aucun Chirurgien ne s'ingerera d'exercer la Chirurgie dans l'étendue de nos terres en Allemagne, fans avoir été examiné dans une des grandes Villes, par le Medecin de la Ville, & par un ou deux Chirurgiens accrédités, & qu'ils apporteront une atteftation de leur fçavoir & de leur habileté dans la pratique de la Chirurgie. Ordonnons à tout Chirurgien, qui ne fera pas au Service particulier de notre Cour ou de notre Armée, de fe prefenter pour l'examen &c. Le tout fous peine de 20 écus, & en cas de neceffité de peine corporelle. ORDONNONS de plus que les Garçons des Chirurgiens ne recevront l'atteftation d'avoir fini leur terme d'apprentiffage qu'après avoir reçu un temoignage de leur capacité du Medecin de la Ville & du Corps des Chirurgiens.

N. 175.
Privilege du College d'Anatomie & de Chirurgie de Hanovre.

On y donne aux Chirurgiens de la Capitale la faculté de faire des démonftrations d'Anatomie, d'Opérations, & de bandages. A condition.

ARTICLE I.

La direction de ce Theâtre & des opérations d'Anatomie & de Chirurgie, qu'on y fera, appartiendra à un Medecin de la Ville d'Hanovre, au choix des Chirurgiens du College, dans lequel choix ils ne s'écarteront pas de la perfonne du Medecin de la Ville fans de fortes raifons. Ce Medecin avec tous les membres du College Anatomique fera fous la direction en chef des Medecins du Corps & de la Cour de S. M. &c.

N. 169.
Inftruction pour les Chirurgiens qu'on employe en cas de pefte.

ARTICLE I.

Ils auront toute forte de refpect & de confideration pour le Medecin deftiné à la cure des peftiferés.

Ils executeront exactement les ordres du Medecin, qui les envoye pour examiner la condition exterieure des malades, & ils lui en feront un fidele rapport, &c.

LOIX DE LA MAISON DUCALE.

Loix du College des Medecins, érigé à Brunfvvic par S. A. S. le Duc regnant, faites en 1746.

CHARLES, &c.

ARTICLE I.

Le College des Medecins, établi à Brunfwic, fera confideré comme un College, qui dépend immediatement & uniquement de nous & de notre Confeil-Privé.

N. 17.

Tous les Chirurgiens & Barbiers (Baigneurs) de nos Terres feront examinés par le College des Medecins. On dreffera un Procès-verbal de leurs réponfes, & ils produiront une atteftation du College auprès des Magiftrats des endroits où ils s'établiront. Ce fera ce College qui recevra leur Serment, & ces Magiftrats recevront fur fon atteftation les Chirurgiens, &c.

N. 19.

Les Procès des Chirurgiens & Baigneurs du pays qui regardent leur Profeffion, foit que les Procès foient entre deux Chirurgiens, ou que l'une ou l'autre partie ne foit pas de leur Corps, feront portés devant le College des Medecins, &c.

N. 21.

Les Chirurgiens-Majors des Regimens, & les Chirurgiens des Compagnies, feront examinés par le même College, en prefence du Medecin de leur Garnifon & de l'Auditeur de leur Regiment. Après les Medecins, les Chirurgiens-Majors feront quelques queftions au Poftulant. L'Auditeur & le Secretaire du College recueilleront les voix du College & les mettront par écrit, & le Poftulant fera reçu & admis au Serment fur les voix du College des Medecins, &c.

N. 24.

Les Chirurgiens-Majors & autres fans exception s'abftiendront de toutes guerifons des maux internes, & le College des Medecins les mettra à l'amende felon l'exigence du cas, &c.

LETTRE DE LA FACULTE DE MEDECINE D'OXFORD
en Angleterre.

INSIGNISSIME DECANE,

LITTERAS veftras accepi decimo tertio Novembris, unde audio lites multas inter Chirurgos & vos Medicos extitiffe circa practicandum in Medicinâ, & quod velitis ex me intelligere quomodo agitur inter fe apud nos Oxonienfes. Nullos equidem noverim Chirurgos Oxonia vel alibi unquam fe obtuliffe quafi Medicos, nec lites ullas unquam excitaffe; imo quando Londini praxin Medicam exercui nunquam ullos Chirurgos inter Medicos litigantes novi: & cùm focius fim iftius Regalis Collegii Medicorum, non facile eft quin de iis litibus, fi accidiffent, confcius forem; fed non fum. Ergo liceat mihi vobis aliquid dicere de nobis & Oxonia & Londini: Nemo admittitur ad practicandum in Medicinâ, ne omninò per totam Angliam, nifi prius tot annos impleviffet & Lectiones audiviffet & ad omnia exercitia Academica huic fcientia neceffaria peregiffet, & fe prabuiffet examini Profefforis ibidem:

MESSIEURS,

J'AI reçu le 13 Novembre votre Lettre, par laquelle j'ai appris qu'il y a entre vous & les Chirurgiens beaucoup de difputes au fujet de l'exercice de la Medecine, & que vous défiriez apprendre de moi la maniere dont les chofes fe pratiquent parmi nous à Oxford. Je n'ai jamais connu de Chirurgiens ni à Oxford ni dans aucun autre endroit qui fe foient donnés pour Medecins, ou qui ayent fufcité quelques difputes à ce fujet. Lors même que j'ai exercé la Medecine à Londres, je n'ai jamais entendu parler de femblables Procès de Chirurgiens contre les Medecins. Et certainement s'il y en eût eu, j'aurois dû en être informé, étant membre de ce College Royal de Medecine; mais c'eft ce que je n'ai jamais connu. Permettez-moi donc de vous rapporter une partie de nos ufages tant à Oxford qu'à Londres. Perfonne dans ces deux endroits, ni dans toute l'Angleterre n'eft admis à pratiquer la Medecine, fans avoir d'abord accompli le nombre d'années requis, suivi les leçons, rempli les exercices Académiques nécessaires à cette Profession, & s'être presenté à l'examen du Professeur résidant dans l'un de ces endroits. Lorsque celui qui se presente a satisfait convenablement à tous ces devoirs, le Professeur l'introduit dans l'Assemblée comme jugé capable, & le Vice-Chancelier, les Procureurs, Docteurs & Maîtres presens l'admettent à la licence de pratiquer. Pour ce qui regarde le College de Londres, lorsqu'une personne s'est presentée à ce College, a subi differens examens du President & des Censeurs pendant trois mois, & a satisfait à leurs questions, on lui accorde le degré de Candidat (pourvu qu'il ait fait ses Etudes à Oxford ou à Cambrige) & s'il n'y a rien contre lui, mais qu'il se soit conduit en tout d'une maniere convenable par rapport à la pratique & aux mœurs, au bout d'un an on le fait associé. Si le Postulant n'est pas de nos Universités on ne lui donne qu'une simple permission de pratiquer. Et personne n'ose ou entreprend de s'immiscer dans la pratique sans avoir été admis dans le College comme Candidat ou Associé ou avoir reçu permission. C'est ce que l'on voit par les exemples suivans principalement des Chirurgiens qui ont passé à la pratique de la Medecine. Le premier est M. TURNER qui a donné son nom au cerat, dans lequel entre la pierre calaminaire, & qui a écrit & publié plusieurs bons Traités qui ne feroient point de deshonneur à la Medecine. Le second exemple est celui du Docteur JEAN BAMBER excellent Lithotomiste, que l'Autorité Royale a fait élever à Cambrige au grade de Docteur à cause de son mérite, & qui ensuite ayant subi les examens accoutumés, a été associé au College. Le troisieme exemple est M. FRANçOIS DOUCE, qui après avoir été examiné

& approuvé a été reçu parmi ceux qui ont permission de pratiquer. Ce sont-là les trois seuls Chirurgiens, autant que je m'en souvienne, & que je l'aye sçu, qui ayent exercé la Medecine après avoir été associés, ou en avoir reçu la simple permission. On voit par-là que nos Chirurgiens sont persuadés qu'ils ne peuvent exercer la Medecine, sans en avoir auparavant reçu le pouvoir des Medecins.

N. B. Les Chirurgiens sont ici comme autant d'affranchis. En effet ils sont pour ainsi dire liés pendant sept ou huit ans, à un maître qu'ils servent en ce qui concerne la Chirurgie, & ce n'est qu'après

degentis : quod si fecisset ut decet tunc introductus in Comitia Professorum ut idoneus admittetur ad Gradum cum Licentiâ Practicandi à Vicecancellario, Procuratoribus Doctoribus, & Magistris inibi præsentibus. Quoad Collegium Londini, quicumque advenerit Collegio & se submiserit examini Præsidis & Censorum per tres menses & bene responderit eorum examinationi, tum concedit applicanti examinato (modo in Oxoniâ vel Cantabrigiâ educatus fuerit) ut fiat Candidatus : & anno elapso (modò nihil male, sed omnia bene quoad praxin & mores fecerit) inter socios annumeratur ; sin non sit è nostris Academiis tum solum ut Licentiatus admittitur ad practicandum. Et nemo nisi qui in Societatem Collegii ut Candidatus vel socius vel Licentiatus audet vel attentat se præferre ad practicandum. Uti exemplis sequentibus patet præcipuè de Chirurgis Practicantibus: Dominus TURNERUS qui nomen dedit cerato cum lapide calaminari & qui scripsit & publicavit multos bonos & utiles tractatus neutiquam scientia Medecina incongruos primus extat. Secundus est Dominus Johannes BAMBER Lithotomus optimus qui in Comitiis Cantabrigiensibus autoritate Regiâ ob merita Medica in Doctoratum promotus fuit & paulo post, examinatione ritè peractâ in societatem Collegii adductus est. Tertius est Dominus Franciscus DOUCE. Qui examinatus & approbatus, inter Licentiatos vocabatur. Hi tres sunt soli Chirurgi qui Medicina praxin exercuerint, vel in societate vel inter Licentiatos admissi fuerint ut memini vel audivi. Unde constat Chirurgos nostros conscios esse se non potuisse praxin medicam exercere nisi autoritate Medicâ prius instituti essent.

N. B. Chirurgi apud nos sunt tantum quasi tot Liberti ; imprimis enim vinciuntur in septem vel octo annos Magistro cui inserviunt in Chirurgiâ quo servitio finito manumittuntur cum licentia practicandi

omnem

nem manualem operationem necessariam
hominem sublevandum; ubi vero febris
alia qualibet symptomata ad Medicos
tinentia occurrunt protinus eos appellant
a afflictus securius è periculo evadat.

Hæc sunt omnia quæ respondeam vestris
ærelis & spero quod cordialiter recipian-

Vale vir insignissime & valeat tota ves-
saluberrima Facultas, & credatis om-
me fore vestrum devotissimum servito-
n.
Signé, W. WOODFORD R. M. P.
xon. R. C. M.

Datum xiij Die Nov. A. D. 1748. &
ix-ætatis meæ.
Quamprimum litteræ vestræ ad manum
nerunt protinus rescripsi quod supra est;
m vero relegissem vestras inveni vos appel-
se ad Universitatem nostram unde eis
icecancellario transmissis responsum inclu-
m hodie recepi, quod spero vobis cordi-
re, 6 Decemb. 1748. BATHONIÆ.

De qualitate & conditione licentiandi
ad praxim Chirurgiæ.

Formula Supplicandi.

Statutum est, quod ita demum Chirurgiæ
udiosus ad praxim per universam An-
iam admittatur, si per septem annos in-
gros in eâ Arte se periè, probè & ho-
estè exercuerit; duas Anatomias dissecuerit;
tres ad minimum curationes præstiterit;
r Chirographo (vel Professoris Regii in
Medicina, & unius alterius Doctoris in
adem Facultate; vel trium quorumcum-
ue Doctorum in Medicina, in Universi-
ate residentium) approbatus fuerit; quod-
ue hæc in forma gratia recenseantur hoc
odo.
upplicat A. B. in Chirurgiâ studiosus,
uatenus septem annos in studio & praxi

avoir fini ce terme de service on leur
rend la liberté, en leur donnant la permission de pratiquer toutes les opérations
de la main nécessaires pour le soulagement
des hommes. Mais lorsqu'ils se rencontrent des fievres ou quelques autres symp-
tômes qui regardent les Medecins, aussi-
tôt ils les appellent, afin que le malade se
tire plus sûrement du danger.

Voilà tout ce que j'ai à répondre sur ce
que vous m'avez demandé, & j'espere que
vous le recevrez avec bonté.

Je vous prie M. & toute la Faculté de
me croire votre très-humble & très-de-
voué Serviteur.

Signé, W. WOODFORD, Professeur Royal
de Médecine à Oxford, & Associé du Collége Royal de Médecine de Londres.
13 Novembre 1748. l'an 69 de mon
âge.
Je vous ai fait la réponse ci-dessus dès
que j'ai eu reçu votre Lettre. Mais l'ayant
relue, je me suis apperçu que vous vous
adressiez à notre Université. C'est pourquoi
l'ayant envoyée au Vice-Chancelier, j'en
ai reçu aujourd'hui la réponse ci-jointe,
que je crois que vous recevrez avec plaisir.
6 Décembre 1748. à Bath.

Des qualités & conditions requises pour
avoir permission de pratiquer la
Chirurgie.

Formule de Supplique.

Il a été reglé que l'on n'admettra point
un Etudiant en Chirurgie à la pratique
pour toute l'étendue de l'Angleterre, s'il
ne s'est exercé pendant sept ans entiers
dans cet Art, en donnant des marques
d'habileté & de probité; s'il n'a disse-
qué deux cadavres; s'il n'a fait au moins
trois traitemens, & s'il n'a des attestations signées ou du Professeur Royal en
Medecine, & d'un ou de deux Docteurs
de la même Faculté, ou de trois des Docteurs en Medecine résidens dans l'Université, dont on fera mention dans sa supplique en cette maniere.
Supplie A. B. Etudiant en Chirurgie,
comme ayant employé sept ans à l'étude
& à la pratique de la Chirurgie, ayant fait

E

deux anatomies, & suivi trois traitemens, ayant ses Lettres d'attestations signées du Professeur Royal en Medecine & d'un ou deux Docteurs de la même Faculté, ou de trois Docteurs en Medecine résidens dans l'Université, & ayant accompli tout ce qui est requis par les Statuts; ensorte que cela lui suffise pour être admis à pratiquer la Chirurgie par tout le Royaume d'Angleterre.

La réponse favorable que l'on fait à la supplique est conçûe en ces termes:

On accorde cette grace au Suppliant à condition qu'il verra gratis & par charité au moins quatre pauvres lorsqu'il en sera requis.

Formule des Lettres d'attestations.

Le Chancelier, les Maîtres & les Suppots de l'Université d'Oxford, à notre très-cher en J. C. Etudiant (ou suffisamment exercé) en Chirurgie: Salut en N. S. Toutes nos études, nos desseins & nos actions devant être rapportées à la gloire de Dieu, & au bien de nos freres, & la Chirurgie étant une des Professions qui y contribue le plus:

A ces causes, Nous Chancelier, Maîtres & Suppots susdirs (suivant la connoissance que nous avons de votre habileté & de votre probité), vous accordons par la teneur des Présentes, le pouvoir & la permission de pratiquer pour toujours la Chirurgie par tout le Royaume d'Angleterre, sous les conditions suivantes:

1°. Que vous traiterez gratis, & par charité au moins quatre pauvres, dès que l'occasion s'en présentera, & que vous en serez requis.

2°. Que vous ne passerez pas les bornes de votre Art, & que vous ne pratiquerez point la Medecine.

3°. Que vous n'exigerez point trop pour votre salaire, & que vous ne prolongerez point de pansement dans la vûe d'en tirer plus de profit. Si vous manquez à quelqu'un de ces articles, la Présente permission, que nous ne vous accordons qu'à ces conditions, sera sur le champ révoquée & de nul effet.

Nous aussi Chancelier, Maîtres & Sup-

Chirurgia posuerit, duas Anatomias administraverit, & tres curationes fecerit; & chirographo (vel Professoris Regii in Medicina & unius alterius Doctoris in eâdem Facultate; vel trium Doctorum in Medicinâ, in Universitate residentium) approbatus fuerit, & reliqua præstiterit omnia quæ per statuta requiruntur; ut hæc sibi sufficiant, quò admittatur ad practicandum in Chirurgia per universum Angliæ Regnum.

Cujusmodi gratia concessio sic pronunciari solet. Hæc gratia concessa est, modo quatuor saltem pauperes gratis & intuitu charitatis curet, cùm ad hoc ab iis fuerit requisitus.

Formula Litterarum testimonialium.

Cancellarius, Magistri & Scholares Universitatis Oxon. Dilecto nobis in Christo A. B. in Chirurgiâ studioso (vel bene exercitato) salutem in Domino sempiternam. Cùm omnia nostra studia, consilia & actiones ad Dei gloriam & Fratrum salutem referri debeant; cùmque Chirurgia ad hæc inter cæteras Artes plurimùm conferat. Hinc est quod nos Cancellarius, Magistri & Scholares antedicti, (pro eâ opinione quam de scientiâ tuâ, vitaque ac morum integritate habemus) liberam tibi tenore præsentium concedimus potestatem & Facultatem practicandi in Chirurgiâ, ubivis per universum Angliæ regnum, perpetuò duraturam, sub conditionibus subscriptis.

1°. Scil. quod quatuor saltem pauperes, gratis & intuitu charitatis (quamprimum sese occasio tulerit) cures; cùm ad hoc ab ipsis fueris requisitus.

2°. Quod fines Artis tuæ non excedas; aut Medicinam practices.

3°. Quod nimium pro salario non exigas; aut curationem aliquam retardes, uberioris lucri intuitu: Quod si in harum quapiam deliqueris, Licentiam hanc nostram, tibi super præmissis factam, ipso facto vacare intelliges.

Nos etiam Cancellarius, Magistri & Scho-

lares antedicti testamur præfatum A. B. juramentum de Primatu Regiæ Majestatis suscepisse & subscripsisse tam omnibus articulis Fidei & Religionis in Ecclesiâ Anglicanâ receptis & approbatis, quàm tribus illis articulis comprehensis in Canon. XXXVI. Libri Constitutionum & Canonum Ecclesiasticorum, editorum Synodo Londini capta 1603. & regni Domini nostri Jacobi, &c. 1°. In quorum omnium majorem fidem & plenius testimonium sigillum Universitatis Oxon. Commune, quo hâc in parte utimur, Præsentibus apponi fecimus. Datum in domo nostra Congregationis, &c.

A True Copy, compared mith the Statutes bi us Henry Fisher, Notary pulich aud Register of the University of Oxford.
Oxford Dec. II, 1748.

JONES READ.

pots susdits attestons que ledit N. a prêté le serment de la primatie de Sa Majesté, & a souscrit tant aux articles de Foi & de Religion reçûs & approuvés dans l'Eglise Anglicane, qu'aux trois articles compris dans le trente-sixieme Canon du Livre des Constitutions & Canons Ecclesiastiques publiés dans le Synode de Londres, commencé l'an 1603. du regne du Roi Jacques I, &c. En foi de quoi & pour un témoignage plus autentique, nous avons fait apposer aux Présentes le Sceau ordinaire de l'Université d'Oxford, dont nous nous servons dans ces occasions. Donné dans notre Maison, &c.

Copie véritable, collationnée avec les Statuts par Nous Henry Fisher, Notaire public & Greffier de l'Université d'Oxford.
Oxford II. Decembre 1748.

JONES READ.

CERTIFICAT DE L'UNIVERSITE' DE CAMBRIGE
en Angleterre.

Forma Supplicationis pro Practicante in Chirurgiâ.

Supplicat Reverentiis vestris Ricardus Lucas ut studium decem annorum in Chirurgiâ una cum assiduâ practicâ ejusdem cum Approbatione peritissimorum in eâdem, sufficiat ei ad practicandam in eâdem Facultate; ita tamen ut ejus cognitio prius examinetur & approbetur per Regium in Medicinâ Professorem, & per eum præsentetur Domino Procancellario in Senatu; atque ut super hac Concessione vestrâ Litteras habeat testimoniales sigillo vestro communi sigillatas.

Formule de Supplique d'un Chirurgien pour parvenir à la Maîtrise.

Supplie très-humblement vos Reverences Richard Lucas qu'une étude en Chirurgie de dix années accompagnée d'une pratique assidue du même Art avec l'approbation des Praticiens les plus experimentés, lui suffise pour pratiquer dans la même Faculté, à condition cependant qu'il soit examiné, jugé capable & approuvé par le Professeur Royal de Medecine. Supplie en outre qu'il vous plaise de le faire présenter par le susdit Professeur Royal à M. le Vice-Chancelier du Parlement, & lui faire expedier & sceller de votre Sceau ordinaire, Lettres de la concession par vous à lui faite.

Forma præsentationis pro practicante in Chirurgiâ. (Per Regium in Medicinâ Professorem.

Formule de la Présentation d'un Chirurgien par le Professeur Royal.

Dignissime Domine, Domine Procancella-

Monsieur le Vice-Chancelier & toute

l'Université, je vous présente ce Récipiendaire que je sçais être, tant par les mœurs que par la science, capable de pratiquer en Chirurgie; & je vous le certifie, sur ma conscience, & à Vous & à toute l'Université.

rie & tota Universitas præsento vobis hunc virum quem scio tam moribus quam doctrinâ idoneum esse ad practicandum in Chirurgiâ, idque tibi meâ fide præsto totique Academiâ.

Formule que prononce le Vice-Chancelier pour admettre à la pratique un Chirurgien.

Forma admissionis pro practicante in Chirurgia (per Dominum Pro-cancellarium.)

Par l'autorité dont je suis revêtu, je vous admets à pratiquer en Chirurgie.
A Cambridge le 10 Février 1749.

Auctoritate mihi commissâ admitto te ad Practicandum in Chirurgiâ.

F. S. PARRIS, *Vice-Chancelier.*

F. S. PARRIS, Ne. Dep. Vic.

Certifié véritable & écrit sur papier timbré par Thomas BENNET, Notaire public & le dépositaire des Registres.

Le tout certifié veritable, & collationné sur les Originaux, par nous soussigné Doyen de la Faculté de Médecine en l'Université de Paris,

J. B. T. MARTINENQ.

Les Originaux de ces Lettres & les Piéces justificatives y jointes ci-imprimées, ont été remis à M. MABOUL, Rapporteur, par le Doyen de la Faculté.

COPIE DE LA LETTRE

Ecrite par le Doyen de la Faculté de Médecine de Paris, aux différentes Facultés de Médecine de l'Europe, qui a donné lieu aux réponses précédentes.

SPECTATISSIMI ET ILLUSTRISSIMI VIRI,

AD Vos scribere suadet Artis nostræ asserenda dignitas ambitiosis & iniquis diù nimis lacessita, Chirurgorum ausis; hortatur & sanctissima lex circà medendi rationem ad hæc usque tempora in toto orbe inviolata, quam temerè impugnare ac proscindere non verentur: Jubet tandem publica, cui invigilare nostrum est, civium salus. Nec forte vobis inaudita narramus, cum has nuntiamus lites, quas nefanda peperit Chirurgorum nostratium audacia, eò quidem perducta hodie ut Facultatis nostræ auctoritatem, firmissimo quamvis fundamento nixam, agnoscere renuant; Medicorum directionem, Jura, ac præscripta contemptui habeant, nec patiantur eos judices Candidatorum suorum examinibus præesse, licet id solemni lege, in toto Regno sancitum sit; seque non amplius Artis ministros, at potius Magistros & antesignanos gerentes, universam Medicinam, in quâ planè hospites sunt & ignari, exercere præsumant, idque jure ac merito præstare se superciliosè asseverent.

Ad tam stupendam tamique exitiosam temeritatem refrænandam non defuerunt, dilucidè exposita Medicinæ & Chirurgiæ genuina indoles, amica ac necessaria in profligandis morbis ambarum conspiratio, angustiores ad simul.

taneum atque perfectum utriufque exercitium mentis hu-
manæ cancelli, fanctiones tandem multigenæque leges,
debitum Medicinæ noftræ tanquam matri & præfidiorum
omnium Fonti ac rectrici Primatum tribuentes. His Pal-
marium adjunximus argumentum ex unanimi Gentium omnium confenfu deductum, in quod, quafi commentitiâ
re fuffultum, audacter infurgunt Chirurgi; quos ut firmiùs
refellamus, ad CELEBERRIMAM FACULTATEM
VESTRAM ut & ad cæteras Europæ Medicorum Acade-
mias recurrere cogimur, quæ apud vos in ufu funt, perdifce-
re cupientes. Quapropter vos enixè rogamus & obteſta-
mur, VIRI ERUDITISSIMI, ut quàm citò fieri po-
terit, refcripto fincerè perhibeatis, an, & quomodò, FA-
CULTATIS VESTRÆ auctoritati fubjaceat Chirurgorum
focietas, an tentaminibus, pro capeffendo Chirurgiæ magifterio, Medici præfint, & de explorata Candidatorum
doctrinâ pronuntient; an Medicorum confiliis, monitis,
juffifque in praxi Medica, morigeros fe præbeant Chirurgi
veftrates, hifque parere, legum vi, teneantur; an gravi
cuidam operationi Chirurgicæ, Medicis inconfultis, manum admovere fas fit; an artis fuæ partem theoreticam,
quód Medicæ tantùm Facultatis munus eft, penès Chirurgos fit, publicè edocere; an tandem victûs regimen
internaque medicamina præfcribere, ficque Medicinam
ipfam una cum Chirurgia profiteri ipfis pro lubitu conceffum fit. Singulis hifce fuper articulis refpondere dignemini, VIRI ILLUSTRISSIMI. Abfit tamèn, nos
talia percuntari, ut indè anfam malignè aucupemur Chirurgos lædendi, inter quos plures maximè peritos agnof-
cimus & commendamus. Id eo tantùm animo peragimus
ut Chirurgiam ftatutos intra limites coërcere, ejus perennem fic fervare utilitatem, nec non Ordinis noftri munus
& honorem illibata tueri, quodque magis femper cordi
erit, publicæ faluti, ut par eft, citiùs celeriùfque confulere
poffimus. Jure mirabitur CLARISSIMA FACULTAS
VESTRA, de re adeò dilucidâ & gravi, in quâ de hominum vitâ ac fanitate agitur, jurgia in hâc civitate mo-
veri, acres-ve agitari controverfias, Proximè inftat tempus,

quo has dirimere decrevit de humano genere Benemeri-
tus REX NOSTER, opem ferentibus æquissimis atque
perspicacissimis Viris, quos in consilium admisit, rerum æsti-
matoribus. Non dubitamus quin INCLITÆ FACULTA-
TIS VESTRÆ testimonium tùm apud vicarios judices,
tùm apud ipsum REGEM maximi ponderis habeatur. Illud
itaquè è comitate & humanitate vestrâ confidentèr præstola-
mur. Nec tali beneficio nos censeatis indignos, qui jàm diù
vobis grato animo omni-ve obsequii & observantiæ cultu sumus æternùmque manebimus devincti.

LUTETIÆ PARISIORUM,
die .... 1748.

J. B. T. MARTINENQ,
Saluberrimæ Facultatis Medicinæ
Parisiensis Decanus.

De l'Imprimerie de QUILLAU, Imprimeur de la Faculté de
Médecine de Paris, rue Galande, à l'Annonciation, 1749.

M.V. Falconet

9 782013 619714